原来如此

——你所不知道的健康问题

策划、主编 陈 洁 《原来如此》电视栏目主创人员

编委会名单

主 任：	滕建荣	骆华伟	方建国	
副 主 任：	李春晨	倪 敏	赵 强	
编 委：	汪国芳	詹 强	陆 康	吕齐越
制 片 人：	陈 洁			
主 持 人：	翁仁康	张 斌	赵 哲	咚 咚
编 导：	常 亚	张运智	邓 楠	陈菁菁
	谢 超	杨亚娟	徐晨缀	
摄 像：	徐 哲	戎颐靓	王旭峰	
后 期：	谢 敬	徐 弢		
监 制：	李春晨	倪 敏	赵 强	

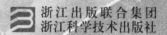
浙江出版联合集团
浙江科学技术出版社

图书在版编目（CIP）数据

原来如此：你所不知道的健康问题 / 陈洁,《原来如此》电视栏目主创人员主编. —杭州：浙江科学技术出版社，2013. 1

ISBN 978-7-5341-4939-9

Ⅰ.①原… Ⅱ.①陈… ②原… Ⅲ.①养生(中医)—基本知识 ②保健—基本知识 Ⅳ.①R212 ②R161

中国版本图书馆 CIP 数据核字（2013）第 013105 号

书　　名	原来如此——你所不知道的健康问题	
主　　编	陈　洁　《原来如此》电视栏目主创人员	
出 版 发 行	浙江科学技术出版社	
网　　址	www.zkpress.com	
	地址：杭州市体育场路 347 号　　邮政编码：310006	
	办公室电话：0571-85062601	
	销售部电话：0571-85171220	
	E-mail:zkpress@zkpress.com	
排　　版	杭州兴邦电子印务有限公司	
印　　刷	浙江新华印刷技术有限公司	
经　　销	全国各地新华书店	
开　　本	710×1000　1/16	印　张　13
字　　数	180 000	
版　　次	2013 年 1 月第 1 版	2013 年 1 月第 1 次印刷
书　　号	ISBN 978-7-5341-4939-9	定　价　25.00 元

责任编辑　宋　东　王　群　　　　责任美编　金　晖

责任校对　张　宁　　　　　　　　责任印务　徐忠雷

前言

　　我做了几年的健康栏目，但是之前对健康的认识和大多数人一样，并不深刻。因为我总是觉得自己还年轻，疾病还远远不会找上我。这样的认识直到父亲生了大病才改变。

　　父亲因为脑梗死住进了医院。当我见到他的时候，他已经半边瘫痪了，不会说话，不会吞咽，意识时而清醒时而模糊。父亲的年纪并不算太大，平时身板也算硬朗，是家里的主要力量，可是现在他只能睁着一双茫然无助的眼睛看着进进出出的医生护士，还有我，他的眼神紧张而充满询问……我能回答他什么呢？我无法告诉他，他将面临什么；我也无法告诉自己，为什么昨天还很健康的父亲却说倒就倒了？

　　接下来的日子，家人白天上班，晚上轮流缩在病房里的简易床上照顾父亲，日复一日……父亲依然不能说话、不能自由动弹。很多时候，他只是很简单地想换一个睡姿，却要费很大的劲才能让我们明白。而当我们终于帮他做到时，他已经疲倦不堪了。还有看起来最简单却最不可少的大小便：第一次帮助父亲解手时，父亲抓着我的手，眼眶里满是泪水，他长长地发出了一声哭音。作为女儿，我可以跨越尴尬去表达我的孝顺；而对父亲来说，那却是他对自己无能为力的现状或者感知到的不健康的将来的无奈叹息……

　　无论年老年轻，无论富贵还是贫贱，每个人对生命的尊严和健康的渴望是平等的。有人说，人都会老，也会生病，很正常，何必这么忧郁？确实，当疾病来袭的时候，我们无需凄凄哀哀地伤感，而应当以积极的心态配合医生治疗。可是我们往往忽视了一点：假如在病魔来袭之前能自我防范一下，结果会怎样？如果我的父亲在发病前两个月感觉到腿脚不便、说话不利时，便能听取家人的建议多关注一下自己的血压，或者及时上医院咨询医生，而不是固执地以为这只是年老的一个表现，也许就不会错失治疗的黄金时间……虽然我们无法抗拒环境中的病菌，但我们可以做到提前防范。如果人人都能做好自我防范，那么健康的体魄就像一道江堤，可以将疾病的洪水挡在千里之外，哪怕终究逃不过病魔的侵蚀，但至少能多争取一些健康、快乐的时光。

"治未病，保健康"这个道理将会被越来越多的人接受。因为当一个人病了再去求健康，终究是有些晚了，有些人甚至恢复不到完全健康的程度。可是怎么保健康呢？这几年的健康节目做下来，我感触最深的是很多人有健康意识但没有健康知识，对一些健康常识也存在错误的认知，如果不及时补上这一课，便很容易步入健康的误区。曾经轰动一时的"绿豆事件"、"泥鳅事件"让多少人为了健康却丢了健康，你能因此说绿豆是害人的吗？泥鳅是不能吃的吗？还有些人称大蒜是罪魁祸首，其实真是冤枉了这些好东西。

《原来如此——你所不知道的健康问题》是在杭州电视台健康栏目《原来如此》的基础上完成的。这个栏目以轻松娱乐的节目形式，将科学的健康理念和生活方式传播给广大百姓，并邀请了各个行业的专家来解答生活中容易被大家忽略或误解的健康问题。此次重新编排出版，集结的都是节目播出后大家比较关注的健康问题。通过权威专家分析,让大家知道"我怎么了"、"我该怎么办"。希望通过书籍和电视节目相结合,在健康知识上给观众、读者一个正确的引导。

有一位哲人曾经说过:"美丽的音乐不在天上,就在地里,在蚂蚁的隔壁,在蜗牛的对面。"同样的道理,健康就在我们身边。只要我们多一点用心,就可以与健康快乐同行。最后,感谢为本书尽心尽力的每一个同事,每一个朋友,祝福我们大家都一生平安健康!

《原来如此》栏目制片人 陈洁

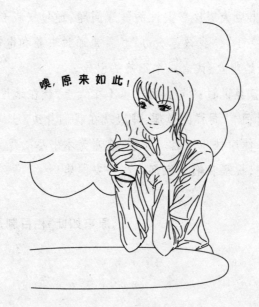

目录

YUANLAIRUCI

下 篇

原来如此

YUANLAIRUCI

上篇

为什么有些人肌肤年轻、气色好，而你却面色暗黄、精神不佳？为什么有的人手上有七八个『小太阳』而有的人却一个都没有？为什么家里的双胞胎个子会不一样高？为什么瘦子也会得脂肪肝……你身体上还有哪些你不知道的秘密？你对健康的认识究竟对不对？你的养生方法适不适合你？一起来看看专家是怎样解读的吧！

1 不老的秘密气血

《黄帝内经》是我国现存成书最早的一部医学典籍,也是我国第一部养生宝典。《黄帝内经》的"阴出阳入"气血循环学说,为中医打下了理论基础,同时也开创了中医保健的先河。气血畅通,则百病不生;气血不畅,则疾患自现。因此,治疗任何疾病,不论在脏腑经络,还是在皮肉筋骨,都离不开气血,都要从调理气血入手。尤其是对于一些无法确定病机的疑难杂症,从气血入手是最便捷,也是最有效的方法。

既然气血这么重要,那么请专家给我们讲解一下有关气血的知识吧!

专家简介

吴燕平,浙江省中医院妇科副主任医师,硕士生导师,全国名老中医学术经验继承人,师承全国名老中医裴笑梅。从事中西医结合妇科临床工作20余年,对妇科疾病有较深入的研究,具有扎实的理论知识和丰富的临床经验。

什么是气血

🔘 有人说养生就是养气血,那到底什么是气血呢?

专家:气和血均是构成人体和维持人体生命活动的最基本物质。气,是活力很强的精微物质,激发和调节各个脏腑、经络等组织器官的生理功能,具有防御、固摄作用。血,是运行于脉中而循环流注全身的富有营养和滋润作用的红色液体,在脉管中运行不息,为全身各脏腑组织器官的功能活动提供营养,与人体的视、听、言、动等机能相关。

为什么说"女人靠血,男人靠气"

问 为什么广告都说女人要养血?

专家:气血不足会导致皮肤干燥,容易产生皱纹。所以我们要特别提醒30岁以上的女性:要想年轻漂亮,化妆品并不是最重要的,而是一定要注意补养气血。女性一生要历经经、孕、产、乳,数度伤血,尤其是月经过多、血崩,或孕期、产后大出血,可致使机体处于气血亏虚的状态,所以对女性来说,补益气血尤为重要。

问 这么说男人就不需要补气血了吗?

专家:男人身体的各个器官也是要工作的,他们的皮肤、骨骼同样需要气血的濡养,气血不足同样会引起皮肤、骨骼上的问题,甚至导致脏腑功能失调,常见的如脾气功能不足,精微物质吸收少,容易拉肚子,所以男人也要补气血。

怎么判断自己气血足不足

问 怎样的情况说明一个人气血不足呢?

专家:我这里说几种情况,可以对比一下看自己有没有:运动后容易心慌,入冬就手脚冰凉,头发长得比别人都慢,声低气短,经常失眠多梦,头晕耳鸣,手足发麻。如果你有多项上面提到的情况,那么或多或少有些气血不足的表现。

问 我听说能从眼睛里看出这个人气血到底足不足,是这样吗?

专家:看眼睛实际上是看眼睑的颜色。可以翻开眼睑查看,若眼睑苍白没有血色,就表明气血不足。此外眼睛干涩、眼皮沉重也是气血不足的表现。

问 据说通过看手指也能判断气血,具体是怎么看的呢?

专家:看手指,就是看指端。可以看看小太阳(医学上称半月痕)。小太阳大概占指甲面积的1/5左右,弯弯的,下面是白白的,上面是粉红的,十个手指都有。年轻的时候通常十个手指都有,慢慢地有些人就开始逐渐减少了。大拇指上的小太阳大多数人都有,只是面积大一点小一点的区别,其形状应该是半圆形弯弯的,越弯越好。还有是看指甲是不是弯弯的、红润的,看上去有光泽的。如果指甲是一棱一棱的很毛糙,看上去也很干燥,则也属于气血不足。

我们看指甲还可以这样看:用另外一只手的大拇指去弹一下,往下压下去,然后放开,可以看到,指甲先是变白了,放手后又马上红润了,这样才是好的。变红润的速度越快,表明气血越旺盛。简单地说就是气血旺盛的人指甲红润,呈弧形,平滑而有光泽。

问 有些女生皮肤很白,不仅面色苍白,嘴唇也白,是不是气血不足呢?

专家:健康人的面色应该是红润的,看上去有光泽。如果说面色萎黄,像是土菜色或是苍白,则是脾胃功能不足、脾气虚的症状。嘴唇的颜色应该是粉红的、柔润的,唇色很红,或暗一些,以及太红的都不正常。有种情况叫做阴血亏虚,虚火上炎,这种嘴唇看上去是红酱色的;还有的呈樱桃红色,则说明心血不足;发紫的,代表心功能不好;很苍白的,就代表气血亏虚。总的来说,正常黄种人的面色是红黄隐隐、荣润光泽的,唇色红而鲜润光亮,如若面色苍白、口唇淡红或色白则都是气血不足的表现。

按摩穴位补气血

气血不足的朋友平时可以按摩三阴交穴。它位于脚踝,在我们的内踝尖上3寸(大约四指并拢的位置)处,用大拇指的指腹按下去,有酸酸胀胀的感觉。补气血时不要求很用力、很冲击地去揉,而是将大拇指的指腹贴上去,轻柔地、缓缓地顺着一个方向转,每天按一两次就可以,每次3~5分钟,至有酸胀感即可。

补血气要吃什么

问 说到补血气,我就会想到红枣、人参、当归、桂圆、枸杞子、红糖等等,这些到底哪个好?

专家:说到补气血,大家最先想到的就是这些。这些东西都可以补气血,关键要注意食用方法,比如桂圆,如果每天吃很多会上火,建议最好泡茶喝,可将枸杞子和桂圆一起泡茶,桂圆不要放太多,一颗就够了。

问 我听说当归是补血最好的中药,可以泡茶喝吗?

专家:可以。当归是养血的,用来泡茶、煮水,或者炖鸡、炖鸭均可。但是要注意一点:当归既然是养血、补血的,那么女性来月经的时候,特别是月经量多的时候就不能吃。

问 除了这些,还有哪些食物是我们平时可以多吃的?

专家:比如平时经常吃的猪血、猪肝,除了颜色是红的以外,我们中医还有种说法叫"以脏补脏",缺什么补什么,气血不足就吃猪血。猪肝是补肝的,我们说"肝为血脏",肝是藏血的,吃猪肝可以补血。其他还有些食物是不太被注意的,比如说胡萝卜。胡萝卜含有丰富的胡萝卜素、各种维生素,以及钙、磷、铁这些微量元素,而铁是血液里的主要成分。葡萄也可以补气血。有人会说:"有些葡萄是绿色的,怎么可以补血呢?"

实际上葡萄是很好的补气血的食物，葡萄含有很丰富的各种维生素，还含有钙、磷、铁，这些都是我们血液需要的成分。

问 气血不足的人平时要注意什么，哪些东西不宜多吃呢？

专家：在吃补品的时候，尤其是吃补血药品的时候，不能喝浓茶，不管是红茶、绿茶，只要是浓的，都不能喝，因为茶叶里含有鞣质酸，会影响铁的吸收，这一点在冬天补气血吃膏方的时候尤其要注意。

吃补品时不能吃生萝卜，但烧熟的萝卜是可以吃的，比如萝卜烧肉、萝卜炖小排。为什么说生萝卜不可以吃呢？因为萝卜有通理脏腑的功能，会破气下气，大大降低药性。

小贴士

补血药膳

1. 归参鳝鱼煲：当归 15 克，党参 15 克，黄鳝 500 克，生姜 5 克，大葱 5 克，料酒 6 毫升，酱油 5 毫升，味精 2 克，食盐 2 克。将黄鳝宰杀后清洗干净，切成细丝备用；当归、党参洗净切成薄片，包裹在纱布中；生姜、大葱切碎备用。将以上原料一并放入沙锅中，加适量清水、料酒、葱、姜和食盐，用旺火烧开后，撇去浮沫，改用文火慢炖，至黄鳝肉熟后，捞出药包，调入味精即可出锅。

2. 黑豆圆肉红枣汤：黑豆 50 克，桂圆肉 15 克，红枣 50 克。将黑豆、桂圆肉洗净后放入沙锅中备用；红枣洗净去核，放入沙锅中，加入适量清水，熬炖半小时即可出锅。

总 结

气血是养生的根本，我们平时一定要多注意补气血。尤其是气血不足的人，更要多按摩穴位，多吃补血的东西。当然，在补血的同时，要注意哪些该吃，哪些不该吃，而且一定要吃得适量！

2 健康从头开始

    小张看着吉吉一头乌黑亮丽的长发突然问道:"吉吉,我印象中从认识你到现在,你好像一直都是长发,你觉得有没有什么困扰?""这有什么困扰?你是头发少不能体会我们头发多的人的乐趣!不过嘛,洗头确实是有点麻烦,特别是晚上,像我这样的长发就不容易干,有时候困得不行了,湿着头发也就睡了。"小张马上制止这样不健康的行为:"你这样可不行,头发上的问题可不能小视,否则会影响你的身体健康!"

    头发的健康问题真的有这么重要吗?不良的洗头习惯会对身体造成什么伤害?怎样才能让头发变得更加健康?我们请专家来解答这些疑问吧。

专家简介

    汤军,浙江省中医院治未病中心主任,预防保健科科长,主任中医师,国家二级健康管理师,第四批全国老中医药专家学术经验继承人,杭州电视台特聘养生专家。擅长于呼吸系统疾病及其他内科病冬病夏治、冬令膏方;体质评估,亚健康状态综合调理;烟草依赖的中西医结合治疗。

怎样洗头最好

问 我们一般多久洗一次头发比较好,需不需要天天洗?

专家:平均两三天洗一次头就足够了,头发洗得太勤并不好,会让保护头发的油脂都没有了。干性头发洗头间隔时间可更长些,油性头发可再短些。

问 早上洗头好还是晚上洗头好?

专家:最佳的洗头时间既不是早上也不是晚上,而是中午。不要在早上刚起床的时候就洗头,因为此时身体的各个器官都处于苏醒阶段,突然的刺激会引起不适感。晚上洗头的话头发不容易干,长期头发不干睡觉的话,会使人头风眩闷、发秃面黑、齿痛、头生白屑,甚至导致耳聋。

问 现在洗头店经常有干洗的,还带按摩,请问水洗和干洗哪个好?

专家:建议最好还是水洗。长期干洗可致癌,干洗头发加按摩危害更大。因为洗发水都是化学物质,洗头的时候头皮会发热,毛孔增大,长时间干洗,化学物质很容易进入身体,导致头皮癌等。

问 我之前听说有些女生留很长的头发,用淘米水、醋、啤酒等稀奇古怪的方法洗头,这样洗头发到底好不好?

专家:我觉得这三种方法都可以试一下。这三样东西都和粮食有关系,淘米水里面含有一些对头发有益的成分,而啤酒和醋都是粮食发酵而来的,所以我认为它们里面含有某些类似的营养成分可以滋养头皮和头发。醋有清热解毒、消肿的功效,现代人叫杀菌,古代人叫杀虫,还有就是发酵的东西里面都含有一种酶,这些东西都有美容的作用。其实古人用来洗头的东西比我们现代人多多了、强多了。就说唐代著名的养生学家孙思邈,他活到了 102 岁,关于头发的保养他就很有一套。他保养头发的东西有桑白皮,桑白皮就是桑树的皮,还有用桑叶、柏树的叶子,以及梧桐的叶子,甚至猪油、羊粪。这些各种各样的东西总的功效就是防止脱发、滋润头发,同时还可以帮助头发生长。

怎么染发损伤最小

问 都知道染发有损健康,那么有什么好办法可以把染发的危害程度降到最低呢?

专家:女孩子都爱美,会去染发,也想找到爱美和健康并存的好方法。但在染发问题上想要完全兼得,我觉得不太容易。但是我们可以通过以下两种方法尽量减少其危害:一是尽量选用质量好的烫发水和染发水,优质烫、染发剂里面化学有毒物质的含量会相对少一些。还有一个办法就是多喝水。水可以促使体内有毒物质的排出。不管怎么样,烫发或者染发时头皮上的化学物质肯定会被吸收的。不过有一点大家可以放心,就是质量比较好的染、烫发剂,它吸收进去的量不会太大,只要头皮没有破损,对身体的影响不会太大,所以不用过于担心,只要记牢多喝水、多排毒就可以了。

头发长真的见识短吗

问 经常听到"头发长见识短"、"聪明的脑袋不长毛"这种说法,这种说法对不对?

专家:头发生长需要营养,但是其营养消耗量跟长多长没有关系。无论是长发还是短发,其生长速度、消耗的营养都是一样的,除非是采用光子脱毛技术做个光头。头发与身体的关系就好像大树与土壤,其生长肯定要从根部向土壤要营养。所以可以从头发上看出一个人是否处于健康状态。如果头发油黑发亮,说明身体健康,人体有能力供养它,对全身来说这点消耗可以忽略不计;但如果相反,说明身体本身就缺乏营养,而不是因为头发引起了身体不好。我们要搞清楚这种因果关系,所

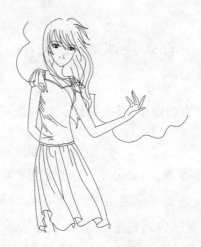

以说"头发长见识短"这个观点是没有道理的。但我建议身体不好的时候还是别养长头发了,养了也长不长,也不好看。

（问） 我记得怀孕的时候,老一辈都让我们剪短发,说长发会吸收营养,是这样吗?

专家:孕妇之所以要剪头发,并不是因为头发抢占了营养,而主要是由于在孕激素的影响下,掉头发会比较多,长头发由于重力作用更容易脱落,所以要剪短。

头发分叉、掉发怎么办

（问） 掉发和我们平时洗头有关系吗?

专家:掉发分生理性和病理性两种。正常脱落的头发都是处于退行期及休止期的毛发。由于进入退行期与新进入生长期的毛发不断处于动态平衡状态,故人体能维持正常数量的头发,这是正常的生理性脱发。正常人每天要脱发 50~75 根。毛发的生长期为 2~6 年,然后进入退行期和休止期,持续 3~6 个月后,又进入生长期,又有新头发长出。病理性脱发是指头发异常或过度地脱落,其原因很多,但和我们平时的洗头却没有很明显的关系。

问 头发经常分叉是怎么回事?

专家:从头发可以看出一个人身体健不健康。除了一些人为因素以外,如果平时营养不良或者气血虚,或得了慢性病,头发就会发黄、干枯、分叉或者是掉落。还有一些人年纪不大头发就白了,这除了遗传因素外,可能就存在肾虚、血虚的情况。

问 都说想要头发好要多吃芝麻,这种说法有道理吗?

专家:要想头发好就应该补肾。肾是先天之本,肾是藏精的,头发是要我们的精血来养的。中医讲"发为血之余",要血多才会有头发,如果一个人肾虚的话,那他的头发肯定不好,所以一般来说我们要补肾。当然除了补肾之外,像有些脂溢性脱发跟体内的湿热有关。但大部分的人头发不好都和肾有关,所以我们吃东西就要注意吃补肾的东西,这主要是一些黑颜色的东西,比如黑芝麻、大核桃,以及桑葚、黑木耳、香菇、何首乌等。

问 除了吃芝麻、核桃,防止脱发、分叉还要注意哪些?

专家:饮食不合理、维生素缺乏是导致脱发的因素之一。此外,蛋白质缺乏也是造成脱发的原因之一,它会使头发越来越稀少,妨碍头发的健康生长。因此,合理的饮食既有助于头发的生长,又有助于身体的健康。平时要少吃油炸、辛辣及甜腻的食物,多食富含维生素 A、维生素 B_2、维生素 B_6、维生素 E 的食物。

总 结

毋庸置疑,头发问题不可以忽略,因为一根头发就可以反映出身体的健康状况。因此我们要养成良好的洗头习惯,尽量少烫、染头发,并搭配合理的饮食,保护好自己的头发。

3 让肌肤年轻的秘密

"李阿姨,好久不见,您真是越来越年轻啦!"李阿姨正在挑猪蹄筋,转头看到以前的邻居小王,连忙说道:"哎呀,真是好久不见呢,小王你还是这么会说话!""李阿姨,您都用什么保养皮肤的?看上去真年轻!我让我妈也试试!"李阿姨笑着说:"年纪这么大了,什么保养不保养的啊!我没什么爱好,就爱吃,什么五谷杂粮都吃,水果蔬菜就更爱了。你看,正准备买猪蹄筋呢!"听了之后,小王忙着感谢李阿姨,准备把李阿姨的护肤经验告诉自己的老妈……

随着年龄的增长,大家都会面临皮肤松弛等问题,尤其是爱美的女性,会更加在意自己的皮肤状况。现在,我们请专家来教教女性朋友,如何保养自己的皮肤,尤其是对已婚女性来说,如何告别黄脸婆。

专家简介

张理梅,主任中医师,硕士生导师,浙江中医药大学第三临床医学院医学美容教研室主任、中医皮肤科副主任。擅长中西医结合治疗各种面部损美性皮肤病,并能根据不同的体质进行辨证调理,使暗黄皮肤变白,油腻皮肤变干,粗糙皮肤变细腻。还能治疗各种疑难皮肤病,如慢性湿疹、慢性荨麻疹、斑秃等等。

看看你的皮肤是否衰老

❓ 有什么标准能一眼就判断出一个人的皮肤是不是衰老?

专家:民间说看这个人衰不衰老主要看脖子以及手背。因为有时候脸上不是太明显,有化妆,有遮瑕。年轻的时候,脖子是比较光洁的,也没有任何松弛,但随着年龄的增长,这个地方的颈纹慢慢深了,也多了,颜色也深起来,然后就开始松弛了。有些像火鸡的脖子一样,褶皱越来越多。到老年的时候连下巴都松弛下来堆在一块儿,整个皮肤都坠下来。

问 除了脖子和手背,皮肤还有哪些衰老的表现?

专家:一是肤色并不很黑,但是黯沉、发黄。二是肌肤感觉干燥,水分缺乏,弹性减弱。三是眼角下方有轻微细纹。四是眼角、鼻端等部位容易在风吹、日晒后及经期前产生白色皮屑。五是睡眠充足,但皮肤仍然没有光彩。

哪些方法可以祛斑养颜

问 听说生姜可以减少色素沉淀,是真的吗?

专家:是的,因为生姜有温通的作用,温通可以促进血液循环,所以它能祛斑美白,活血祛淤。可以用生姜来切片泡茶,或者浸在醋里,每天吃一两片,并坚持长期吃,不仅可以减少色素沉着,还能温通活血。

问 那如果把生姜切成片,然后全部贴在脸上,效果不是更好吗?

专家:如果脸上有些痘痕,或色素沉着较明显,或者脸上有斑,那可以把生姜切成片,然后把它贴在有色素的地方。但是有一点要注意:皮肤过敏的人不要贴,那样对皮肤刺激性太强,容易导致过敏。

问 有些人说黄豆也有祛斑作用,是吗?

专家:黄豆的祛斑作用不是特别明显,它主要的作用是调理雌激素。从 40 岁开始,女性朋友体内的雌激素水平就开始下降,这时候人会显得没有力气,还容易出现色斑,这就需要从内部调理。黄豆中含有一种叫大豆异黄酮的东西,吃了之后可以使人体雌激素水平下降得缓慢一点。所以患有更年期综合征的女性,有潮热、脸红、脾气急躁等症状的,补充点大豆异黄酮就可以缓解这些症状,可以喝点豆浆或吃点其他的豆制品。特别是 40 岁以上的女性,每天喝点豆浆是很好的。

问 都说吃水果、蔬菜可以养颜祛斑,特别是常吃番茄、葡萄这些水果能延缓衰老,这种说法有道理吗?

专家:这些水果里面都含有丰富的维生素 C,或维生素 C 类的成分,可以延缓衰老。所以我们平时和大家说要多吃水果、多吃蔬菜可以延缓衰老,达到一个年轻的状态。人衰老就是因为有很多氧化物质的产生,使得皮肤出现色素沉着,如老年斑。而葡萄里含有很多抗氧化的成分。有些 30 多岁的女性就出现了老年斑。这类人常常是水果、蔬菜吃得少,睡眠不充足的。

问 我看到有些人会涂抹珍珠粉来祛斑,这个有效吗?

专家:珍珠粉内服的话可以镇静安神,吃后睡眠好了,可以使皮肤变白,是间接作用。珍珠粉外用的话反而没什么效果,因为只有脂溶性的物质才会被皮肤吸收,而珍珠粉是水溶性的,所以涂抹珍珠粉的话是没有什么效果的。

怎么消除成人痘

问 长了成人痘能不能挤?

专家:长了成人痘,刚刚起来很肿的时候是不能挤的,挤了之后脸会肿起来,炎症会扩散。但是过了四五天,有脓包出来了,在常规消毒下可以把脓包挤掉，挤掉之后暂时会有色素沉着，但是是会消退的。一定要等成人痘熟透了之后再挤掉，这样才不会留下像月球表面一样的坑坑洼洼。如果挤得不合适，则会留下疤痕。

问 长了成人痘要怎么洗脸？

专家：痘痘较多的人，可以利用陈茶叶水来洗脸。放了好多年的茶叶，或者说是过期的茶叶，可以用来泡水洗脸，洗了之后皮肤会很干净，很舒服。这种茶叶水就是针对油性的和暗沉皮肤的，那些痘痘比较多的人洗的话效果会比较好。

问 有人告诉我吃维生素 E 丸对皮肤有帮助，有这回事吗？

专家：逐渐迈入衰老的女性可以补充一点维生素 E。我指的是 40 岁以后的人。现在网上、报纸上说维生素 E 是美容的，不论年轻、年老的都在吃，有些 30 岁左右的人吃了就会出现成人痘，就是因为本来已经过了青春期不长痘了，但是吃了维生素 E 之后又发育了一回，开始长痘痘。所以吃维生素也要根据自己的年龄。

哪些食物能紧致肌肤

问 都说吃燕窝对皮肤好，但是燕窝太贵吃不起。除了燕窝外，还有哪些食物可以让皮肤变好？

专家：燕窝润肺养颜，当然对紧致肌肤也有一定的作用，但是没有蹄筋好，因为蹄筋里面含有很丰富的胶原蛋白，对紧致肌肤是非常有效的。

问 现在市场上有专门卖口服胶原蛋白的，这个胶原蛋白能直接吃吗？

专家：我觉得可以吃，但最好先让专科医生看一下。有些人舌苔已

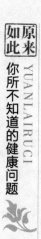
经很厚、很黄腻了,则吃下去根本不消化,不但浪费钱,也增加了脾胃的负担。

哪些食物有养颜功效

问 现在很多人为了减肥不吃米饭,这样好不好?

专家:我觉得米饭还是要吃的,它可以防止皮肤干燥。但是如果舌苔很厚、胃不太舒服,则可以少吃一点,特别是晚上。所以我们建议大家每顿都要吃,但量要适宜。如果没有米饭的营养,即使你瘦下来了,皮肤也很干,也不好看。所以说五谷杂粮有时候还是需要摄取一点的,里面有很多的营养元素。

问 有人说醋能养颜,是这样吗?

专家:醋能增强皮肤的活力。虽然说它是酸性的东西,但是它对人体非常有益。每天喝少量的醋有软化血管的作用,促进人体的新陈代谢,使得皮肤有活力。有时候我们皮肤很油腻时,也可以在洗脸的水里滴几滴醋,白醋、黑醋都可以,洗后皮肤就不会那么油,也不会那么暗沉了。

问 市面上的美容醋,每天喝一杯,有没有效果呢?

专家:有效果的。所谓美容醋就是一杯水里面加一点醋,并不是说拿醋当水喝。

问 现在我们每天上班都对着电脑,据说辐射很大对皮肤不好,有没有食物是可以防辐射的呢?

专家:茶叶可以防辐射。茶水是一个非常好的饮料。喝甜的饮料还不如喝茶。绿茶有清肠消脂的作用,它里面含有茶多酚,对防辐射、养颜都有很好的作用,同时还有通肠的作用。红茶对有胃炎的人比较好,比如吃了很凉的东西容易胃痛的人,吃红茶可以养胃暖胃。

问 为什么说菌类食品对养颜也有帮助?

专家:菌类食品有调节免疫的作用。菌类有很多种,包括野生的和人工养殖的,里面均含有很多营养物质,对调节免疫功能有一定的作用,故间接地具有养颜的作用。

总 结

虽然衰老是不能抗拒的,但是我们可以在平时做好保养,多喝水、多吃蔬菜水果、保持良好睡眠,适当吃些对肌肤有帮助的抗氧化食物,远离烟、酒等损伤肌肤的不良食物,延缓衰老,让青春更长久一点!

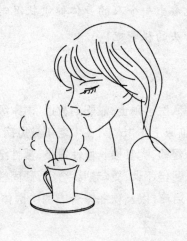

4 舌头，身体健康的晴雨表

　　"妈妈，你看，我的舌头是不是偏红啊？"豆豆正在拿着镜子观察自己的舌头。"真的哎，是有点红，你最近是不是吃了很多辣的东西？"妈妈边检查豆豆的舌头边分析道。豆豆想了想说："对啊，昨晚我还吃了火锅。老妈你这么神奇啊！从舌头还能看出我的身体状况。""对啊，吃了辛辣上火及温性的食物后舌头会发红，你要多喝水、多吃蔬菜和水果，听到了没？"妈妈嘱咐豆豆要注意饮食。

　　通过舌头真的能看出一个人的身体健康状况吗？那要怎么看呢？我们请专家仔细说说舌头的秘密吧！

专家简介

　　陈珺，副主任医师，医学硕士，兼职副教授，国家级名老中医陈意教授的学术继承人。从事临床工作 15 年，在中老年常见病方面有丰富的中医、中西医结合治疗临床经验，尤其擅长慢性胃炎、慢性结肠炎、慢性泄泻、女性黄褐斑、女性美容、月经不调、更年期综合征、顽固性失眠、腰腿痛、亚健康状态的中医调理、治疗，以及秋冬季膏方的中医体质调理和养生保健治疗。

为什么从舌头能看出是否健康

　　问 老中医看病都要把脉、看舌头，通过舌头真的能看出一个人的身体健康状况吗？

专家：是的，人体的很多疾病可以通过舌头表现出现，舌头也可以说是身体健康的晴雨表。我们都说，舌与人体脏腑通过经脉密切相连，当脏腑生理功能失调的时候，舌头上必然会反映出来。中医认为，舌头按部位分属五脏。也就是说我们体内的五脏在舌头上都有各自的位置，舌尖、舌边、舌中、舌根分别代表不同的脏器。舌尖属心肺，舌左边属胆，舌右边属肝，舌中间属脾胃，舌根部属肾。

问 那我们怎么从舌头上判断身体可能会有问题呢？

专家：从舌相对应的部位可以看出五脏的病变，而且根据舌头的颜色，以及舌头的形态、大小、灵活度，都可以看出脏腑的变化。

怎样的舌头说明身体是健康的

问 怎么看舌头的颜色呢？哪种颜色是好的，哪种是不好的？

专家：我们把这个叫做舌质。正常的舌质湿润，色泽为淡红色。身体有状况时就会出现不一样的变化。舌质偏淡的血少、血稀；舌质偏白的人一定要加强营养，多吃易于消化的补血、补肾的食物，并注意保护好脾胃，以利于增强食物的消化、吸收，这也是补血很重要的一步。舌质偏红是内热大的征候。吃了辛辣上火及温性的食物后舌质会发红，发热的时候舌质会发红，所以舌质发红时是内热大了，要注意少吃辛辣、上火、温性、燥热的食物，多吃蔬菜和应季的新鲜水果，多喝水，这样就能消内热，就可以解决舌质偏红的问题。舌质偏紫是循环不畅、经络淤堵的标志，如果只是舌的两侧部位出现分散的青紫色淤点或淤斑，则多是身体内部分脏器经络运行不畅的表现。女性舌质偏紫，容易出现痛经、乳腺增生、子宫肌瘤等问题。如果是整个舌质都偏紫，则表示体内循环严重不畅，血脉运行缓慢，寒湿严重，各脏器都会因为血液循环运行不畅而缺血、功能下降，特别是心、脑，会出现明显的缺血、淤堵的症状。如果整个舌质长期都是暗紫色的,则说明身体内的淤堵已经很严重了,要警惕细胞癌变的可能。

问 我很想知道,冬天天冷了,舌头颜色会不会变化?

专家:会随着季节变化。

问 怎么看舌头的形态以及胖瘦呢?

专家:从舌头的形态上来说,分老嫩和肥瘦,还有一个是光滑和粗糙。舌头太瘦不好,太胖也不好,都是有疾病的预兆。胖说明你气虚,瘦的话说明有火气。舌头偏瘦就说明体内火旺,阴虚火旺的人容易舌体偏瘦,因为阴虚火旺就容易把人体的津液烤干,致使津液不能濡润舌头,从而导致舌头的营养不够。舌体比较胖的话一般是气虚、血虚。气虚到后面容易阳虚,阳虚的人舌体就偏胖。

问 我的舌头两边感觉有花边一样,胖胖的,不停地会被自己咬着似的,这是怎么一回事?

专家:这个我们专门有个名词,叫齿印或者叫齿痕。齿印分两种情况,一种情况是气虚,比如讲话多了容易吃力,容易有疲劳感,这种人容易出现齿印。还有一种是阳虚、怕冷。如果说你的齿痕看上去很水嫩,这种就是气虚又偏点阳虚。

问 舌头灵不灵活能说明什么问题?

专家:我们看舌头除了看颜色、形态,还要看舌头的灵活度。如果舌

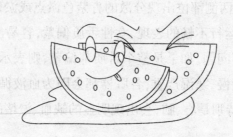

头原本是很灵活的,突然有一天不灵活了,就可能有中风的隐患。

怎么从舌苔看健康

⊙ 我觉得有一段时间吃什么都是苦的,而且我也没发烧,这是什么原因呢?

专家:这是由于舌苔厚引起的。舌苔是舌体上面散布的一层苔垢,我们也可以从舌苔来看出身体的健康状况。正常情况下舌苔应是淡淡的薄白色的,是湿润的,不滑不燥。

⊙ 我的舌苔有时候是厚厚白白的,这代表什么呢?

专家:舌苔白说明体内有寒,无论是吃了寒冷的食物还是身体受了寒,舌苔都会发白。现在的人们多数都是白苔,这主要是吃寒凉的食物过多或贪吃冰镇的食物造成的。有些人舌苔白而且非常湿润,看上去反光增强了,说明身体内不但寒重而且湿重,这种人容易发生水肿,而且痰多。当舌苔白而过分湿润时,一定要停掉所有的水果,停掉寒凉的食物,千万不要再喝冰镇的饮料,去掉寒邪、湿邪,多吃温性的食物,则水肿情况就会缓解、消退,痰也会明显减少。所以,当发现舌苔发白的时候,一定要注意饮食,不要吃油腻的东西,不要喝酒,不要抽烟。

⊙ 有时候舌苔还会黄黄的,这又是怎么回事?

专家:除了发白,舌苔还会发黄,如果舌苔是黄的、舌质是红的,那就说明体内有热。

⊙ 舌苔发黑是什么情况?

专家:有两种人日常舌苔是黑色的,一种是抽烟的人,还有一种是酗酒的人。从临床上说,如果舌苔出现黑色,一定要赶快去医院检查,因为黑色就是两种提示,一种就是生病时间比较长,另外一种就是病比较重,这就像车快没油的时候,它会提醒你,舌头也一样。

大家都知道,食物在变质之前,颜色会发生一些变化,就如一个苹果放久了,局部的颜色慢慢开始发黄、发暗,最后变黑。食物因变质而发黑,代表的是变坏的程度已经很重。同样,舌苔发黑说明身体内的脏器功能低下,污浊、腐败之气已经很重了。舌苔出现这种颜色的人,大多数胃肠功能差,不能消化、吸收食物,又不能把食物残渣随时排出体外,使其堆积在肠道里,腐败变质后的毒素发散到身体内部便导致了舌体变黑。有不少患恶性肿瘤的病人舌苔是黑的,这意味着癌症到了晚期,脏器已接近腐败坏死。所以说舌头的颜色清楚地记录着病人疾病的轻重程度。舌苔发黑其实也是在提醒病人:你的健康状况已经非常危险了。

囱 除了这些,舌苔还会出现其他情况吗?

专家:还有些人会有假苔,这多见于久病虚弱之人。

囱 什么时候看舌苔比较好?看的时候有没有什么要注意的?

专家:我们看舌苔还要注意掌握正确的时间,比如刚喝过牛奶或吃过东西去看舌苔肯定不准。如果刚喝过热水,或刚吃过辛辣等刺激性的东西,舌质会变红;刚喝过牛奶,舌苔是白色的;吃了橘子后舌苔颜色会变黄;吃了巧克力、喝了咖啡以及有颜色的食物,舌苔颜色都会变。所以一定要在进食至少半小时以后再看舌苔,而且最好一天内多看几次,才能正确判断。

总 结

舌头是我们身体健康的晴雨表,能够反应五脏六腑的健康状况。我们可以通过观察舌头的颜色、形状、灵活性以及舌苔,判断自己的健康状况。当然,观察舌头要在进食半小时之后,而且最好一天之内多看几次,以便正确判断。

5 观甲知健康

"老公，我手指甲上怎么会有一个个白的东西呢？""这有什么大惊小怪的，这个东西杭州话叫小太阳。你怎么十个手指头只有一个小太阳呀，那你很不健康呀。"阿宝看着宝嫂的指甲解释道。宝嫂很疑惑："啊?!这个小太阳还和健康有关系吗？"阿宝数了数自己的小太阳："对啊，我们都这么认为的。你看，我有6只小太阳，只算比较健康。"

大家都知道指甲上的"小太阳"和身体健康有一定的关系，但其实指甲上的学问很多，我们甚至可以从指甲上就能看出一个人的健康状况，看出一个人身体上的疾病。那么，有关指甲到底有哪些学问呢？请专家给我们仔细介绍一下吧。

专家简介

> 王惠改，主治中医师，公共营养师，保健按摩师，中华医学会会员，泰科公共营养中心特聘讲师。余杭区第一人民医院感染科医师，从事临床工作20年，擅长慢性乙肝、脂肪肝、肠道等感染性疾病的诊治工作。

指甲的颜色说明什么

问 我的指甲发白，是不是贫血？

专家：正常指甲的颜色应该是淡红色的，如果缺氧，或患有肺心病，那么指甲就会发白；如果出现大出血或者休克，这个时候指甲也会发白,因为血液丢失过多了,气血都亏了。

问 黑色指甲应该是身体里有疾病了吧?

专家:对。有些人患黑色素瘤、慢性功能衰竭,他的指甲就呈青紫色,甚至有的时候是发黑的。从指甲的颜色上就能看出一个人健康不健康,甚至可以看出得了什么病,这样的方式很直观。

指甲上的斑点是怎么回事

问 指甲上的小白点是不是说明身体里有蛔虫?

专家:小孩的手指甲上有白点,可能是虫斑,但成年人如果指甲上出现一块一块的白斑, 则与营养不良有关。比如临床上慢性乙肝的病人,因为肝功能受损,这些病人基本不吃油腻,蛋白质的补充也通常不足,时间长了,他们的指甲上就会有一块块白斑。还有就是很多长期便秘的人,他的胃肠功能受损,也会有白斑。老年人指甲上有白斑则说明骨质疏松,同时其指甲的脆性也会增加。

问 我听说有些人指甲上会有红色的斑点,这是什么原因呢?

专家:红斑一般说明可能有出血的现象。还有一些高血压的病人也会这样。其实指甲上不光有红色斑点和白色斑点,还会有黑色斑点。黑点一般是有淤血,情况严重的,可能和肿瘤也会有关系,还有些糖尿病后期也会这样。这是一种淤斑的表现,除了糖尿病、高血压外,一般情况下都是外伤所致的。总之,只要你的指甲上出现了白色的、红色的、黑色的斑点,都需要引起重视,这很可能是身体哪个部位有了小毛病。

怎么从指甲的外形看健康

问 除了颜色之外,我们还可以从指甲的哪些方面判断身体的健康状况呢?

专家:还可以从它的形状来判断。正常人的指甲应该是拱圆形的,但有一些病人是扇形的或者百合形的;呼吸系统有疾病的人,他的指甲是往上翘的;还有一些指甲特别小的人,一般有头痛的家族史。

问 我现在摸摸指甲,发现指甲上有纹路,这些横纹、竖纹代表什么呢?这也可以看出隐藏在身体里的疾病吗?

专家:指甲上出现横纹一般说明营养不良,胃肠功能不好。有些人可能因为一段时间熬夜,吃饭也不规律,指甲没营养生长了,到后来又恢复了正常,猛得往前长,所以这个时候会形成一道横纹。那竖纹呢,如果出现在 60 岁左右的人身上,那还正常,这是指甲老化的表现。但年轻人如果有竖纹的话,就说明你身体有状况了,内脏可能有病,要及早看医生,或者表明你睡眠不好,长期失眠。睡眠不足或者说容易惊醒的人,比较容易长竖纹。

问 我的孩子总喜欢啃指甲,是不是缺钙呀?

专家:啃指甲大多是心理问题,是因为紧张或者极度无聊的时候重复一个动作安抚自己,和缺钙并没有多大的联系。

指甲上的"小太阳"是怎么回事

问 指甲上的"小太阳"和身体健康有关系吗?

专家：我们俗称的"小太阳"就是半月痕，我们还叫它"月牙"，是我们人体健康的"晴雨表"。中医认为"爪为筋之余，为肝胆之外候"，简单地说就是可以通过看指甲测知体内脏腑气血的盛衰。半月痕面积小于指甲面积的 1/5，则表示精力不足，胃肠吸收能力较差；半月痕面积大于1/5，则多为心肌肥大，容易患高血压、中风等心脑血管疾病。所以说小太阳的大小、颜色、多少都是很有讲究的，颜色以奶白色为最好，大小以占指甲面积的 1/5 为最好。

问 每个人手指上有几个小太阳最好呢？是不是越多越好？

专家：双手 8～10 个为最好。现实生活中正常人一般 8 个，10 个的人很少。但我们会发现这么一个现象：有 10 个小太阳的人，常常是在农历月初或月底出生的人，但这样的人反而很难通过小太阳来看出他们身体的健康状况。

问 是不是没有小太阳就代表不健康？

专家：小太阳能反映人的精力是否充足。没有小太阳的人一般都是免疫力比较低下的，这样的人，要么不生病，一生病就会是大病。

问 我听说小太阳还对应身体的每一个脏器，是这样吗？

专家：是的，我们每个手指头都代表一个脏器：拇指半月痕关联肺、脾，拇指的半月痕呈粉色，表示胰脏功能不良，身体容易疲倦，容易感冒，严重时会引起糖尿病。食指半月痕关联胃、肠，食指与胃、肠关系密切，表示肠胃吸收功能是否良好。中指半月痕关联精神，中指与心包经相关联，当一个人精神不佳或者过于紧张疲劳时，会感到头晕、思路不清、失眠多梦，中指半月痕会呈现粉色。无名指半月痕关联内分泌，在体质下降、月经不调、阴阳失调时会有变化。小指半月痕关联心、肾。

问 我手上小太阳很少，我很想知道这个小太阳会不会再长出来呢？

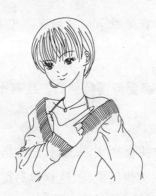

专家：这需要选择优质的中性蛋白质来促进小太阳的生长。优质的中性蛋白质有鱼类、蛋类、奶类，还有种子类和黑色的食物。第一是蛋类，鸡蛋含有一定的优质蛋白，它的氨基酸组成及比例和我们人体最接近，容易被吸收。第二是动物肝脏，动物的肝脏其实是动物贮存养料的器官，它含有大量的铁，可以促进血色素的合成，它还含有大量的维生素 A 和维生素 B_2，且易于被人体吸收，可以提高机体的免疫力。第三是鱼类，这其中又以海里的鱼优于河里的鱼，深海鱼优于浅海鱼，其中最好的是金枪鱼。第四就是小米，小米的营养成分高于大米，比如以前没有这么好的生活条件的时候，北方一些孕妇在生完小孩坐月子的时候，会吃小米稀饭和鸡蛋。最后一个就是豆类，豆类大家都很熟悉了，每天早晨可以吃豆浆、豆腐、素鸡。只要保证营养，坚持下去，小太阳很快就会长出来，一般是先长拇指，然后依次长食指、中指、无名指、小拇指，半年就能长满。还要注意的是，如果长期熬夜、夜生活过度，则小太阳很快会消失，所以生活方式也要做调整才健康。

怎样保养手指甲

⑩ 我发现我的手指甲长得特别快，这个有没有特别的说法？

专家：指甲能反映我们的新陈代谢。指甲、头发长得快，说明身体状况不错。当然也不是说越快越好。而且手指甲的生长是有一定规律的，它受气温的影响,比如春夏季节就比秋冬季节长得快,上午比下午长得快。

问 我平时剪指甲都要剪得特别短,我有个朋友每次都剪得特别秃,这样好不好?

专家:这个不好。如果剪得太深,新长出的指甲就会长到肉里去。还有的人会把两边的指甲剪得特别深,这样容易得甲沟炎,甚至导致最后不得不把指甲拔了。

问 现在很多女孩子爱美,会留很长的指甲,又涂指甲油,这个到底好不好?

专家:普通的指甲油由两种成分组成,一种是色素,或者一些荧光剂,另外一种就是一些有毒的化学物质。这种化学物质具有腐蚀性,而且易燃、有毒、致癌。涂指甲油的时候,大家都有经验,会有股刺鼻的味道,那就是松香水流出来了。这种味道是有害的,可以通过肺部吸收到体内,导致身体得病。所以说偶尔涂一下指甲油不要紧,但不要经常涂。因为指甲油具有挥发性、腐蚀性,经常涂会导致指甲变脆、变干、变薄,就是我们说的"美甲不成,反而毁甲"。

总 结

指甲上的学问真不少!要时常观察自己的指甲,从指甲的颜色、形状、纹路、小太阳等各个方面了解自己的健康状况。同时注意调整生活作息,加强营养,以保证指甲以及身体的健康。

6 奇妙的穴位

"看招！葵花点穴手！"淘淘模仿电视剧《武林外传》里的白展堂，想对表哥小李点穴，却遭到小李的反抗，他上去摸了摸表弟的额头，说道："没发烧啊，怎么净说胡话？我看你是《武林外传》看多了，都有点走火入魔了。"淘淘不服："电视剧不都这么演的吗？武林高手能随便点穴呢！"小李严肃地告诉表弟："那只是电视剧！是夸张的表现手法！"

到底有没有点穴这回事？穴位有哪些功能？穴位能治病吗？现在请专家给我们讲讲穴位的奥秘，让我们深入认识穴位！

专家简介

宣丽华，主任中医师，教授，博士生导师，浙江省中医院针灸科主任。擅长用针灸或针药结合治疗临床常见病、多发病和疑难杂证。尤其对面瘫的治疗有特别研究，对颈椎病、腰椎间盘突出症、膝关节痛、肩周炎、下肢动脉硬化闭塞症、帕金森病、眩晕、中风、哮喘、过敏性鼻炎、慢性荨麻疹、痤疮、更年期综合征等疾病的治疗有独特疗效，2008年被评为浙江省名中医。

到底有没有点穴这回事

问 人身上真的有穴位吗？

专家：穴位又称腧穴，"腧"与"输"通，有转输、输注的含义；"穴"即孔隙。所以，腧穴的本义即是指人体脏腑经络之气转输或输注于体表的分肉腠理和骨节交会的特定的孔隙。人体周身约有 52 个单穴、300 个双穴、50 个经外奇穴,还有阿是穴等等,共 702 个穴位。

🔘 我们在武侠电影里看到那些武林高手,他们只要潇洒地在人身上点几下,被点中的人要么就动不了、要么就大笑不止,甚至有的人直接就没法说话了,这个是真的吗?

专家:点穴是根据经络脏腑的生理病理变化在人体相关穴位上可产生一定的反映的原理,在技击中用拳、指、肘、膝等骨梢之强固点来击打人体上的某些薄弱部位和敏感部位即主要穴道,使其产生麻木、酸软或疼痛难忍,失去反抗能力,造成人体伤亡,从而制服对方的一种武术技击术。某些穴位受到重力打击,其所在部位短时间内出现气血不畅、酸痛、麻木等效果是可能的。但被点中穴位就动弹不得、大笑不止甚至说不出话是不可能的,那只是影视作品中的夸张表现。

穴位真的能治病吗

🔘 我们常听到一个成语"病入膏肓",这个"膏肓"是穴位吗?

专家:每当形容一个人病无可治时,人们常会用到一个词"病入膏肓"。但可能大多数人都不知道,膏肓其实是中医里一对重要的穴位。膏,膏脂、油脂也。肓,心脏与膈膜之间也。膏肓指膜中的脂类物质由此外输膀胱经。穴位外输膀胱经的气血物质为心脏与膈膜之间的膏脂,故名膏肓。"膏肓穴"在第四、第五胸椎间两旁 3 寸(约四横指)处,属足太阳膀胱经。唐代药王孙思邈曾在《千金方》中说:"膏肓能主治虚羸瘦损、五劳七伤及梦遗失精、上气咳逆、痰火发狂、健忘、胎前产后等,百病无所不疗。"比如,得了支气管炎、支气管哮喘等慢性疾病,且因久病不愈变得体弱消瘦,说明身体气血阴阳均已受损,最适宜取膏肓穴施灸治疗,起到扶阳固卫、济阴安营、调和全身气血的作用,从而使身体恢复强壮。

问 哪些穴位可以用来治病?

专家:能治病的穴位有外关穴、天枢穴、合谷穴等。外关穴,望文生义,可以治疗感冒,驱除病毒、细菌,把它堵在外面,拦在外面,所以当你刚刚开始有点感冒,出现鼻塞、流鼻涕症状的时候,多按按这个穴位,可以起到治疗的作用。天枢穴在肚脐旁2寸,这个穴可以治拉肚子,也可以治疗便秘、腹泻;慢性腹泻病人多按按可以止泻,经常便秘的人多按摩可以促进大肠蠕动,尤其是女性,还能瘦身。合谷穴就是虎口,"头面合谷收"就是说头面部的疾病用合谷穴能通通收了,全部都可以治疗。

问 身上有没有哪个穴位能治头发少的?

专家:当然有了,你多按摩按摩命门穴就行了。

问 平时有没有什么穴位治病可以立即见效的?

专家:有的,比如①落枕按阳陵泉穴。指压穴道之前,应先用热毛巾敷在颈筋后再治疗,如此便能事半功倍;②快速止牙痛用合谷穴、足三里穴。应该注意的是,想用指压疗法根治蛀牙是不可能的,但它能治好牙痛,所以在用指压疗法治好牙痛后应立即去医院;③止打嗝按攒竹穴。

小贴士

外关穴:位于前臂背侧,手脖子横皱纹向上三指宽处,与正面的内关穴相对。
命门穴:位于人体的腰部,当后正中线上第二腰椎棘突下凹陷处。
阳陵泉穴:在小腿外侧,当腓骨头前下方凹陷处。
攒竹穴:在面部,眉毛内侧边缘凹陷处。

人身上有哪些养生穴位

问 据说穴位还能养生,哪些穴位能养生呢?

专家:养生的穴位有很多,比如关元穴、神阙穴、足三里穴等。

1. 关元穴:关元穴具有培元固本、补益下焦之功,凡元气亏损者均可使用。临床上多用于泌尿、生殖系统疾患。位于脐下3寸处。

手法:双手交叉重叠,置于关元穴上,稍加压力,然后交叉之手快速、小幅度地上下推动。操作不分时间地点,随时可做。注意不可以过度用力,按揉时只要局部有酸胀感即可。

2. 足三里穴:位于外膝眼下四横指、胫骨边缘,是足阳明胃经的主要穴位之一,是一个强壮身心的大穴。传统中医认为,按摩足三里穴有调节机体免疫力、增强抗病能力、调理脾胃、补中益气、通经活络、疏风化湿、扶正祛邪的作用。

(1)拇指按揉足三里穴。用拇指指面着力于足三里穴之上,垂直用力,向下按压,按而揉之,其余四指握拳或张开,起支撑作用,以协同用力,让刺激充分达到肌肉组织的深层,产生酸、麻、胀、痛和走窜等感觉,持续数秒后渐渐放松,如此反复操作数次即可。

(2)捶打足三里穴。手握空拳,拳眼向下,垂直捶打足三里穴。捶打之时,也会产生一定的酸、麻、胀、痛和走窜等感觉,反复操作数次即可。

3. 神阙穴:即肚脐,又名脐中,是人体任脉上的要穴。它位于命门穴平行对应的肚脐中,是人体生命中最隐秘、最关键的要害穴窍,是人体的长寿大穴。神阙穴与人体生命活动密切相关。我们知道,母体中的胎儿是靠胎盘来呼吸的,属先天真息状态。婴儿脱离母体后,脐带即被切断,先天呼吸中止,后天肺呼吸开始。而脐带、胎盘则紧连在脐中,没有神阙穴,生命将不复存在。经常对神阙穴进行锻炼,可使人体真气充盈、精神饱满、体力充沛、腰肌强壮、面色红润、耳聪目明、轻身延年,并对腹痛肠鸣、水肿膨胀、泻痢脱肛、中风脱症等有独特的疗效。

手法:每晚睡前空腹,将双手搓热,双手左下右上叠放于肚脐,顺时针揉转(女性相反),每次360下。

人身上有哪些急救穴

问 都说"慢郎中",穴位能救急吗?

专家:能。我们在遇到一些突发情况的时候,比如突然晕厥、中暑时,可以通过刺激一些特定穴位起到急救的作用。

问 我们身上穴位这么多,哪些是急救穴位呢?

专家:人体上有很多穴位可以用于急救。比如:

1. 人中穴:人中就是通常说的水沟。水沟属于督脉,督脉络于脑,通阳泄热,所以它是昏迷、急救的重要穴位。对昏迷病人,用拇指用力掐按水沟急救已经是生活常识。它位于人体的面部,人中沟的上 1/3 与中 1/3 交点处。

2. 内关穴:内关穴最早见于《黄帝内经·灵枢·经脉篇》,它所属的经络叫心包经,通于任脉,会于阴维,是八脉交会穴之一。内关穴位于前臂正中,腕横纹上 2 寸,在桡侧屈腕肌腱同掌长肌腱之间。将右手三个手指头并拢,把三个手指头中的无名指放在左手腕横纹上,这时右手食指和左手手腕交叉点的中点,就是内关穴。

3. 十宣穴:十宣不是一个穴位,而是十个穴位,它们位于左右手的十个手指尖上,距指甲游离缘 0.1 寸。十宣具有极强的清热开窍的功能,常用来治疗昏迷、休克、中暑等病症,针刺放血和艾灸的方法都可以。位置是位于十个手指尖端的正中,左右手共十个穴。

问 命门,听起来是很要紧的地方啊。命门穴有没有急救作用呢?

专家:命门穴急救作用小一点,在治病方面用的多一点。命门,意指脊骨中的高温高压阴性水液由此外输督脉。本穴因其位处腰背的正中部位,内连脊骨,在人体重力场中为位置低下之处,脊骨内的高温高压阴性水液由此外输体表督脉。本穴外输的阴性水液有维系督脉气血流行不息的作用,为人体的生命之本,故名命门。其位置是人体的腰部,后正中线上,第二腰椎棘突下凹陷处。指压时,有强烈的压痛感。

总　结

原来穴位如此神奇,不光能治病、养生,还能救急。古人发现的穴位疗法给我们提供了如此自然神奇的保健妙法!让我们在繁忙的工作之余试试中医穴位按摩的养生之道,体味慢生活的真谛。

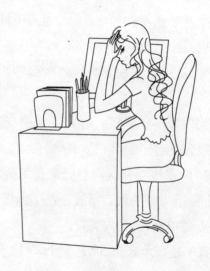

7 胃口不好要补脾

吃完晚饭后没多久，宝嫂就看到阿宝的双手一直捂着肚子，好像很难受的样子。"老公，你今天怎么啦？晚饭也没吃几口，我看你现在的脸色好苍白的。"阿宝无力地回答："最近不知道为什么，胃口特别差，稍微吃点就饱了，而且一沾油腻就拉肚子。""你不会是脾脏出了问题吧？"阿宝感到疑惑："胃口不好和脾脏有什么关系啊？老婆，你别吓我。"宝嫂信誓旦旦地说："我上次在电视上看到说，胃口不好、容易拉肚子、头晕乏力是脾胃虚弱的表现呢。"

我们较常听到的是心、肝、肺、肾，脾脏的曝光率好像不是很高，那是不是说脾脏不重要了？胃口不好怎么会和脾脏有关系呢？请专家给我们讲讲脾的秘密吧！

专家简介

何迎春，主任中医师，教授，医学博士，硕士生导师，第二批全国优秀中医临床研修人才，中华中医药学会内科分会委员，浙江省中医学会老年分会副主任委员、脑病分会委员、科普分会委员，省级"555"科技创新人才第二层次人员，国医大师朱良春先生学术继承人。从事中医工作30年，擅长于中医、中西医结合心脑血管病、糖尿病、乳腺疾病、老年病、各种疑难杂症及亚健康状态人群的诊治，近年来对肿瘤术后的中医调理、不同体质的中医辨治有独到的见解。

肠胃不好跟脾有啥关系

问 有人说胃口不好和脾有关系,这是真的吗?

专家:脾和胃有重要的关系。我们中医形容叫表里关系,也就是亲戚关系。脾属于五脏之一,而胃属于六腑之一,它们相互是表里的。脾主运化,胃主受纳。大家知道,饭是吃到胃里去的,但是要通过脾的运化功能把食物和水分运化开。

问 脾对人体有什么作用呢?

专家:脾其实是我们人体中一个非常重要的脏器。它生在腹腔左上方,质地较脆且血运丰富,因此一旦受到强大外力打击,很容易破裂,脾破裂会导致严重的大出血,是能够致死的腹部急症之一。

中医认为脾还是后天之本,是气血生化之源,就是西医说的造血功能。它是人体的"血库",当人体休息、安静时,它贮存血液,当机体处于运动、失血、缺氧等应激状态时,它又将血液排送到血循环中,以增加血容量。中医认为,脾主统血,是气血生化之源。我们中医说,中焦受气取汁,变化而赤,是谓血。意思是说,人的脸色不好、气血不畅、消化不良、容易腹泻、胃口不好,都有可能是脾的问题。脾的功能如果正常,可以知五味,吃饭更香,更容易品尝到各种味道。

怎么判断自己脾胃好不好

问 脾胃虚弱有哪些症状?我们怎么样才能知道自己的脾胃不好了呢?

专家:我们说脾胃虚弱,脾虚和胃虚有的时候是分开的,但有时候是不分的。我首先讲一个概念,脾以虚症为主,而胃以实症为主。脾虚可以见到哪些症状呢?首先可以见到气短乏力,中医说脾主四肢、主肌肉,如果脾虚了就会没力气。其次可能觉得头晕,头晕是因为气血虚了,脑部供血供不上,同时伴有面色萎黄。见到这些症状,一般认为你脾气虚了。除了脾气虚,还有脾阳虚。阳虚是寒象的,也就是有冷的表现。你可能会觉得胃部有些阴冷,喜欢吃热一点的食物,而且稍微吃点凉的就拉肚子。虚症是以脾为主,而实症是以胃为主的。胃虚症最多见的是胃阴虚的表现,胃阴虚是有虚火的表现,比方说口舌生疮或者手脚心发热,这些都是胃阴虚的表现。临床上经常碰到有些人吃得很多,但吃不胖,这种人一般都是有胃火的。这其实是胃阴虚的表现,这个时候要补胃阴。胃偶尔也能见到气虚的表现,这类不是很多见,多见的都是脾气虚。

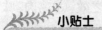

小贴士

脾胃虚弱的各种类型的主要表现

1. 脾气虚:气短乏力,头晕,大便溏泻,容易出血且血色淡,甚至面色萎黄。
2. 脾阳虚:胃腹冷痛,食生冷油腻就会腹痛、腹泻,大便稀。
3. 胃气虚:胃胀,胃痛,呃逆,食少,饭后胀满。
4. 胃阴虚:虚火旺,口干,容易饥饿,胃酸、隐痛不适,口舌生疮等。

哪些食物有补脾的作用

问 我听说吃甘味的食物可以补脾,什么叫甘味呢?甘甜甘甜,是不是甘就是甜?

专家:甘和甜还是有一定区别的,它们的程度不同,甜比甘更甜。其次,有些甘味你自己感觉不出来,仔细品味的时候才能感觉出来。中医认为,酸入肝、辛入肺、苦入心、咸入肾、甘入脾。《黄帝内经》中反复强调"甘入脾",就是说脾主甘味,因此脾气虚、脾经弱时,适当多吃点甘味食物,可补益脾胃。不过要注意的是,中医所说的甘味食物,不仅指食物的口感有点甜,更主要的是它具有补益脾胃的作用。

问 那哪些食物是甘味的？

专家：其实我们平时吃的食物，比如五谷杂粮、肉蛋、水产、蔬菜里都有甘味的。

1. 五谷杂粮。① 粳米：又名大米，味甘，性平，有健脾和胃、壮气力、强肌肉之功。②玉米：又名苞谷，味甘，性平，有补中健脾、除湿利尿之功。③糯米：又名江米，味甘，性温，有暖脾胃、补中益气之功。④甘薯：又名红薯，味甘，性平，有健脾胃、润便之功。⑤莲子（去心）：味甘涩，性平，有健脾止泻之功。

2. 肉蛋类。①猪肉：味甘咸，性平，有滋养脏腑，补中益气，滑润肌肤之功。②牛肉：味甘，性平，有补脾胃、益气血、强筋骨之效。③鸡肉：味甘，性温，有温中益气、补精填髓之功。④鹌鹑蛋：味甘，性平，有补益气血、强筋壮骨之功。

3. 水产品类。①鲫鱼：味甘，性平，能益脾开胃、利水除湿。②带鱼：味甘，性温，有补虚损、益气血之功。③鳝鱼：味甘，性温，有补虚损、补气血、强筋骨之效。

4. 蔬菜类。①番茄：又名西红柿，味甘酸，性微寒，有健脾开胃、生津止渴之功。②白萝卜：又名莱菔，味辛甘，性凉，有宽中下气、消食化痰之功。③山药：味甘，性平，有健脾益气、养阴之功。④南瓜：又名倭瓜，味甘，性温，有补中益气、驱蛔虫之功。⑤蘑菇：味甘，性微寒平，能健脾开胃、增进食欲。

问 水果都是甜的，是不是也属于甘味食物呢？

专家：不完全是。比如：①苹果，味甘酸，性平，具健脾益胃、生津止渴之功。②红枣：味甘平，可补中益气、安中养脾、养血安神。③香蕉：味甘寒，有清热、生津止渴、润肺滑肠的功效，可以润便、润肠。④甘蔗：性味甘平，有止渴生津、消痰止咳、解酒除烦、清虚热、止呕吐之功。

问 脾胃虚弱的人吃哪些食物补脾效果最好？

专家：这个要根据实际情况。脾胃虚寒的人，建议多吃大葱、生姜、大蒜、韭菜、洋葱等温性食物，能起到祛阴散寒的作用。脾胃虚弱的人，适合吃红枣、山药、扁豆、芡实、莲子肉等。胃热素盛的人，适合吃梨、藕、甘蔗、蜂蜜等干寒生津之品。另外，建议脾胃虚弱的人每天喝一碗山药红枣粥，既补脾又健胃。

脾胃虚弱的人在饮食方面要注意什么

问 脾胃虚弱的人最好不要吃哪些东西呢？

专家：首先脾胃虚弱的人饮食要有节制，这是很重要的。其次在食物方面，太甜、太腻的食物应尽量少吃一点。脾胃毕竟参与的是消化功能，故不容易消化的东西应尽量少吃，如油炸、油煎的食物。再次，寒性的食物也一定要少吃，比方说大闸蟹，很寒，脾胃虚寒的人尽量不要吃。

问 不是说补脾要吃甘吗，为什么甘味食物也不能吃太多？

专家：适当吃甘味食物可养脾，但是过食则会伤脾。甘味食物吃得太多，最容易出现的问题就是"脾瘅"。什么是"脾瘅"？"瘅"在这里有"热"之意，脾瘅即脾热，也就是说吃多了甘美的食物，容易壅滞脾气，使脾气日久郁而化热。这种脾热，最早是灼伤胃阴，出现"三多一少（多食、多饮、多尿、体重减轻）"的症状，再往前发展就是糖尿病了。

总　结

平时胃口不好的人要注意脾的调理。脾脏虚弱的人可以选择一些有助于脾胃、帮助肠胃消化的食物，比如板栗、萝卜、山药、红枣等等。药补不如食补，平时胃肠不好的人要好好研究一下哪些食物更适合自己。

8 将军肚和脂肪肝

"赵叔叔，几天不见，啤酒肚又变大了，看上去更加气派了嘛！"阿宝在小区公园看到挺着"将军肚"的赵叔叔调侃道。"哎，你不晓得，前几天刚去体检了，说我有脂肪肝。我想没特别严重吧，但是老婆不放心，现在天天让我饭后到花园来散步呢！"赵叔叔无奈地说。"脂肪肝很厉害的，严重起来会危及到生命，你一定要认真对待！"阿宝严肃地提醒着赵叔叔。

现代人生活条件越来越好，患脂肪肝的人数也在增多。脂肪肝真的有这么严重吗？要怎样预防脂肪肝呢？我们请专家仔细说说有关脂肪肝的知识吧。

专家简介

施维群，浙江省新华医院、浙江中医药大学附属第二医院肝病中心主任、中西医结合肝病科主任、第二临床医学院中医教研室主任、教授、硕士生导师。为浙江省中医名科建设和国家中医药管理局"十一五"、"十二五"中医肝病重点专科的负责人及学术带头人。

为什么会得脂肪肝

问 我听说有"将军肚"可不是个好事，危害很多的，是这样吗？

专家：是的。从多年的临床经验来看，只要有了"将军肚"、"啤酒肚"，80%的人都有脂肪肝。

问 奇怪，这男人，一到中年，就容易有"啤酒肚"、"将军肚"。为什么中年人容易有这样的大肚子呢？

专家：大家都知道人身上有很多脂肪，在年轻的时候，这些脂肪通常都能够正常代谢，但是到了中年以后，有些细胞开始慢慢凋亡、衰老，对脂类的代谢就会出现一些障碍，所以中年人特别容易得脂肪肝。

问 那年轻人得脂肪肝是为什么呢？

专家：一个原因就是脂类代谢障碍，排泄不好，加上又不运动，饮食上面比较挑食，专吃爱吃的，造成脂肪堆积。另外，夜生活比较丰富的人也很容易得脂肪肝。

问 有人说脂肪肝很严重，甚至会危及生命，真的吗？

专家：没那么严重。但是我们要注意脂肪肝到后来并发症会越来越多，比如说糖尿病就是脂肪肝的并发症，又比如说高血压、动脉硬化、冠心病、心血管疾病等。欧美国家近期的验证表明，脂肪肝跟肿瘤也有一定的关系。当然这个肿瘤不仅是肝脏的肿瘤，也有可能是其他部位的肿瘤。

瘦子也会有脂肪肝吗

问 我本身运动是很少的，但是像我这么瘦的人，也会得脂肪肝吗？

专家：大部分瘦的人都以为自己不会有脂肪肝，认为胖的人才容易得脂肪肝，其实这是认识上的一个误区。前两天来我们医院就诊的病人，女性，30来岁，人很瘦，但是她的甘油三酯是我们正常人的3倍多。

问 前几天我去体检查出有脂肪肝，天哪！我这么瘦也会有脂肪肝？！

专家：这要从脂肪肝的发病原因说起。常见的脂肪肝人群我们可以分为四类，一类是长期营养过剩的人群，他们经常食用含有高脂肪、高胆固醇的食品，这是其形成脂肪肝的重要原因。第二类就是大量饮酒的人群，在酒精的作用下也可使肝内脂肪代谢发生障碍导致"酒精中毒性脂肪肝"。第三类人群就是肥胖患者，约半数肥胖患者可有轻度脂肪肝。第四类就是不爱运动、长期坐着工作的人，他们也可能发生脂肪肝。所以，瘦的人不一定就没有脂肪肝。

脂肪肝要静养还是多动

问 都说肝病靠养，春天是养肝的季节，那脂肪肝也要静养吗？

专家：没错的，春季是养肝的好季节，因为这个时候，人体的新陈代谢比较旺，对治疗脂肪肝比较好。但是现在患脂肪肝的人群有两大误区，一种是认为脂肪肝不是病，看不看无所谓，也不注意去保养。还有一种就是很看重，盲目追求特效药来治疗。其实这两种人都走偏了。在我个人看来，脂肪肝病人更应该注重的是饮食和运动。如果在春季能科学调整饮食和运动，你的脂肪肝就会得到很好的治疗。

问 患了脂肪肝做哪些运动比较好呢？仰卧起坐还是跑步？

专家：有的人适合仰卧起坐，有的人不适合。如果说颈椎有问题，那仰卧起坐显然不合适。所以我们说若要一个运动对自己防治脂肪肝有帮助，则必须是适合自己的运动。我觉得脂肪肝病人可能更适合像散步、慢跑之类的运动。

脂肪肝病人应该怎么吃

(问) 我想脂肪肝病人应该多吃水果吧？

专家：大家都知道，新鲜水果富含水分、维生素、纤维素、糖类和矿物质，有益于健康。然而水果也并非进食越多越好。长期过多进食水果可导致血糖、血脂升高，甚至诱发肥胖、糖尿病、高脂血症和脂肪肝，所以脂肪肝患者可以吃水果，但要少吃。

(问) 那对脂肪肝病人来说，吃哪种水果最好呢？

专家：是苹果。苹果是人们容易忽视的"降脂果"，它的降脂作用源于其中丰富的果胶，这是一种水溶性膳食纤维，能与胆汁酸结合，像海绵一样吸收多余的胆固醇和甘油三酯，并帮助其排出体外。

(问) 除了水果，脂肪肝病人还可以吃哪些食物呢？

专家：我首先提倡大家要多喝水。对于脂肪肝病人来说，多喝水不仅可补充体液、增强血液循环、促进新陈代谢，还可以促进消化腺和胰液、胆汁的分泌，以利消化、吸收和废物的排除，减少代谢产物和毒素对肝脏的损害。第二，在春季可以多吃点野菜。春季是野菜盛产的季节，对于吃惯了大鱼大肉的人来说，吃点野菜有好处。比如水芹菜能够降血压，野蕨菜能清热、利尿、安神，苦菜花有清热消肿、化淤解毒的作用。第三，在这里给大家推荐几个平时对脂肪肝比较好的食物。

1. 绿豆芽。绿豆本身就是一种很好的降胆固醇食物，在它发芽过程中，维生素 C 含量可达到绿豆原含量的六七倍之多。大量维生素 C 可促进胆固醇排泄，防止其在动脉内壁沉积。绿豆芽中的膳食纤维，能帮助清除体内垃圾，还可以与食物中的胆固醇相结合，并将其转化为胆酸排出体外，从而降低胆固醇水平。绿豆芽性味甘凉，富含水分，还可以解腻生津,是不可多得的减肥调脂小菜。

2. 洋葱:洋葱能升高好胆固醇。洋葱是极少数含有前列腺素 A 的蔬菜,前列腺素 A 是一种较强的血管扩张剂,能够软化血管,降低血液黏稠度,增加冠状动脉血流量,促进引起血压升高的钠盐等物质的排泄,因此既能调节血脂,还有降压和预防血栓形成的作用。更难能可贵的是,洋葱中含有一种洋葱精油,不仅可降低胆固醇,改善动脉粥样硬化,还能升高"好胆固醇"———高密度脂蛋白的含量。

总 结

不管是有"将军肚"的胖子还是瘦子,都要对脂肪肝引起重视。平常应多运动,多吃蔬菜和水果。对于脂肪肝病人来说,最好的水果是苹果。此外,多吃些野菜、绿豆芽、洋葱等对治疗脂肪肝也有好处。另外,还要提醒脂肪肝病人的就是,一定要有一个好的心态,不要动不动就生气,保持良好的心态是很重要的。

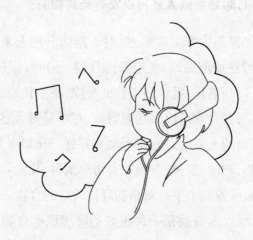

9 肠道里看健康

　　"小张啊,你最近是不是哪里不舒服啊?"王医生在楼道碰到刚回家的小张,往他脸上一看,发出了这样的疑问。"王医生,你怎么这么神通广大啊!这段时间我确实是肚子不舒服,整天便秘!""你看,你肤色有些暗沉,而且下巴有痘印,十有八九是肠道不太健康。"王医生告诉小张要赶紧多喝水,多吃蔬菜水果,把便秘治好,否则时间长了会影响健康的。

　　现在很多人平时吃得下、睡得着、走得动,但就是拉不出,整天为便秘而烦恼。排便是否顺畅直接影响我们的健康,下面请专家给我们讲讲如何通过排便看肠道是否健康。

专家简介

　　许丽,浙江中医药大学副教授、硕士生导师。浙江省首批中青年临床名中医,浙江省"151 人才工程"第三层次人才。从事中医针灸推拿临床、教学、科研工作近 20 年。擅长治疗小儿肌性斜颈、腹泻、便秘、呕吐、发热、遗尿、哮喘、咳嗽、营养不良(疳积)、发育迟缓、脑瘫等。

一天排便几次才正常

　　问 我觉得一天排便 1～2 次是正常的, 两三天才排一次便总感觉不太正常,是这样吗?

　　专家:几次不重要,由于每个人吃进去的食物成分不一样,排便习惯不一样,排便次数也不一样,每天 3 次和 3 天一次都可以算正常,最主要是排得顺畅。排便的次数并不是非常重要的一件事。

问 我奶奶常常告诉我,一天不排大便等于抽十根香烟的毒,是这样吗?

专家:要客观地去看,因为我说了每个人吃的东西不一样,年纪大的人吃得比较少,吃得少当然拉得少。所以说不要拘泥于排便的次数,还是要尊重便意,想排就排。

问 我都是每天早晨起来上一次大号,不上就感觉这一天都不舒服,所以我认为早晨起来排便最好,对吗?

专家:其实对排便时间没有刻意要求。当然,如果你养成了晨起排便的习惯还是不错的,因为前一天的饮食经过一夜的消化吸收,食物残渣已经产生,早上排出可以缩短毒素在肠道的堆积。所以,早上起来喝一杯温水是一个好习惯,它一方面可以清洗肠胃,另一方面也有利于肠道的蠕动,从而容易产生便意。

什么形状的粪便才是健康的

问 我很好奇什么样的便便形状是好的?

专家:最好是香蕉状的,吃母乳的宝宝排的粪便就是非常漂亮的香蕉状。但是现在生活中我们已经很少有人能排出香蕉状的粪便了,往往很多时候都不成形。

问 不成形是不是就代表不健康呢?

专家:表示不健康的粪便一种是栗子状的,还有一种是水状的,就是比较稀,还有一些像很细小的香肠状粪便都是不好的。

为什么会便秘、长痔疮

问 为什么说现在便秘的人很多，大家都排不出形状健康的便便了呢？

专家：这个应该说原因有很多。第一个从饮食角度来说，现在吃东西过于精细了。特别是生活条件好了，大家经常去饭店吃饭，朋友聚餐要去、家庭聚会要去、过年过节都要去。饭店里的饮食都比较荤，而且很油腻。第二个是跟现在很多人睡眠不足有关，特别是年轻人，晚上睡觉比较晚。生活没有规律，你的肠道健康也就没规律，这也会导致便秘。再有就是跟情绪有关，我们中医特别强调情志所伤，七情会影响脏腑功能，会导致肠道功能的紊乱，所以说也会导致便秘。还有一个原因是对现代社会来讲，长期减肥的人反而容易便秘，这就告诉我们生活要有规律，千万不能一味地减肥而打乱我们身体的机能。古人老早就告诉我们生活规律非常重要，中医最经典的一本书《黄帝内经》开篇第一章就讲怎么养生，其中提到五个法则，一个就是饮食有节，吃东西要有节制，第二个就讲起居要有规律。

问 为什么会长痔疮呢？

专家：其实这就是个专注问题，不要把上厕所当做太随便的事情。凡事都不能一心二用，排便也一样，否则该排的粪便没有排出，久而久之，毒素反复刺激就会造成脱肛和痔疮。尤其是老年朋友，便秘的危害更加严重。粪便排出不畅时，过度用力的话，会增加腹压，血压也同时升高，可能诱发心绞痛、心肌梗死、脑出血、中风猝死等。

问 现在很多年轻人上厕所时玩手机、看书，这样好吗？

专家：首先，没有便意的时候不要强迫自己一定要去上厕所，这样无形中就给自己一定的压力，肯定是便不出来的。第二就是排便一定要快,千万不能边上厕所边玩手机。如果我们蹲得太久,长时间下去就会长痔疮。

问 我想问下,便秘和坐便器、蹲便器有关吗?

专家:这也是个习惯问题。现在的家庭大多都是坐便器,而过去都是蹲便器。从生理角度来讲,蹲比坐更有利于形成最佳排便角度。但对于那些腿脚不方便的人、老年人以及体质比较虚弱的人,还是选择用坐便器比较好,毕竟排便也是要花力气的。

问 我听说便不出来的时候,把脚搁在坐便器上有助于排泄,是不是真的?

专家:这就是前面提到的排便角度的问题。把脚搁在马桶上,就是抬高了双脚,调整了排便角度,从而有助于排便了。当然这种排便方式不太文明,我们还是建议便秘的人外出时尽量选择有蹲便器的厕所。

小贴士

适合老年朋友的通便小妙招——摩腹

将你的右手放在肚脐眼这个位置,把左手盖在上面,然后做顺时针方向的运动,从右侧到上方到左侧,但是一定要注意摩腹的方向,千万不能弄错,弄错会适得其反。不能逆时针方向摩腹,逆时针是拉肚子时用的。我们有句话叫"顺泻逆补",顺时针方向是泻法,逆时针方向是补法。拉肚子时逆时针方向摩腹,排不出时顺时针方向摩腹。

平时怎么预防便秘

问 便秘的人不适合吃哪种水果?

专家:荔枝是热性水果,吃多了会出现胃胀、口腔溃疡等上火症状,所以便秘的人不适合吃。

（问）有哪些食物可以帮助我们排便呢？

专家：有便秘的人可以适当吃些熟香蕉、柚子、红薯、苹果、大白菜、山药、核桃、糙米、芹菜、乳酸菌等。红薯、芹菜中含纤维素比较多，纤维素能帮助肠道蠕动。山药和乳酸菌可以健脾，调节肠道菌群，有助于排便。另外，同样的两个人，如果一个人吃一碗青菜，另一个人吃一碗肉，则吃青菜的人一天排便就很多，吃肉的人一天排便就很少。所以我们说要排得多，就要多吃蔬菜和水果。

（问）除了吃，还有没有其他什么预防便秘的办法？

专家：便秘是能够解决、能够预防的。首先就是每天早上我们一起床，先要喝一大杯水。因为早上起来肚子是空的，喝下去一大杯水反射特别强烈，容易让整个肠子里的粪便都排出来。当然不光是早上喝水，平时我们也要多喝水，再配合适量的运动。我说的这个运动不是要你花很多钱办卡去健身房，而是贯穿在生活当中的，比如说走路、骑自行车等等。

家里小孩便秘怎么办

（问）我家小孩经常会便秘，这是为什么呢？

专家：小儿便秘也是很常见的。这主要是由于现在生活条件好了，小孩子吃得太好、太多了，导致他的肠道负担过重，再加上小孩本身的肠胃功能就比大人要弱，所以容易便秘。

（问）遇到孩子便秘这样的问题该怎么办呢，要吃药吗？

专家：尽量不要吃药，是药三分毒，最好的办法就是小儿推拿。

问 那推拿哪个穴位最有效？

专家：大肠穴。"大肠穴"顾名思义就是治疗大肠里的排便问题的。对于拉不出便秘了，或者拉太多腹泻，这个穴位都有效。只是推拿时方向不同。

问 有没有什么妈妈们在家就可以完成的、可以预防小孩便秘的方法？

专家：有。人体尾骨端有个穴位叫龟尾穴，按揉这个穴位可以预防便秘。这个揉龟尾穴的动作还要结合另一个动作，就是推下七节骨。在小孩的腰这里涂擦滑石粉，然后从上往下推，一般推 30～50 次，揉龟尾穴 100 次左右，这两个动作结合在一起做，对解决小孩便秘可以起到更直接的效果。

小贴士

大肠穴：在孩子的食指桡侧边。

龟尾穴：就在孩子臀部的尾椎骨处。

下七节骨：位于孩子背部，从第二腰椎至尾椎骨成一直线。用拇指或食、中二指自下向上直推，称推上七节骨，自上向下直推，称推下七节骨。

总 结

便秘是肠内毒素堆积的结果，会给人体健康带来危害。大家要想肠胃健康，一定要有好的生活习惯。每天早晨喝一大杯水，平时多吃一些水果、蔬菜，喝点酸奶，配上适量运动，注意作息规律，就能缓解便秘的困扰。同时，大人们可以掌握一些小儿推拿的技巧，帮助小孩解决便秘问题。

10 孩子长高的秘诀

翁太太早早地叫住了迎面走来的小武:"好久不见啊,小武,这就是你那两个宝贝儿子吧。""对啊,快,叫阿姨!"小武对两个儿子说。两个儿子异口同声地叫道:"阿姨好!"翁太太笑着说:"真乖!还是你福气好啊,两个儿子!当时听说你老婆生了双胞胎,把我们给羡慕的呀!这两个小家伙长得倒是真像,不过身高有差距。小武,你不会是偏心了吧?哈哈哈!"小武反驳道:"翁太太,你真会说笑。我宠他们还来不及呢!不过我也很好奇,两个人的身高怎么会差这么多的,哥哥好像一直长不高。"翁太太想了想说:"大儿子吃饭挑食吗?我姐姐的儿子就是因为挑食长不高,之前去医院,医生明确说小孩子长身体不能挑食,让他多吃点鸡蛋、胡萝卜、菠菜这些的。""原来是这样啊!看来以后要好好督促大儿子吃饭了!"

孩子长高和哪些因素有关?怎样才能让小孩子长高?我们请专家来说说小孩子长不高的道理吧!

专家简介

陈祺,副主任医师,浙江省中医院儿科副主任,浙江省"宣氏儿科"第四代传人,浙江中医儿科学术委员。从事儿科临床工作已 20 多年。擅长诊治小儿生长发育性疾病,特别在性早熟、矮小症方面有独特的治疗经验。

为什么兄弟两个有的高有的矮

问 你说武松和武大郎,都是同一个父母,怎么个子会差那么多呢?

专家:要长高,有很多影响因素,其中遗传这一块所占比例是最大的。但从我多年的临床经验来看,要防止孩子的性早熟才能帮助孩子长高,一旦孩子性早熟,90%是长不高个子的。很多家长不知道这一点。

小贴士

什么是性早熟

女孩8周岁以前乳房开始发育,10周岁以前出现月经,而男孩9岁以前出现阴茎、睾丸增大,身材迅速增高,谓性早熟。

问 难道说孩子突然长高有可能是性早熟?

专家: 在诸多长不高的原因里面, 家长很容易忽略性早熟这个方面。因为它的一个重要体现就是孩子会突然之间个子长得很高。但大多数家长看到后,会很开心的,觉得我孩子个子高,是好事,而根本就没意识到这是个问题,也不会往这方面想,其实这是儿童性早熟的危险信号。

问 我想问下,有的孩子本身就一直长得很高,怎么才能区别是正常长高还是性早熟呢?

专家:孩子的性早熟在日常生活中总会露出一些蛛丝马迹的,家长们只要仔细观察就可以发现。当发现孩子在青春期前出现了第二性征时,一定要尽快带孩子去医院检查,并测一测骨龄,通过骨龄与实际年龄的差距来了解孩子性早熟的程度。一旦由于性早熟造成孩子的骨骺提早闭合,身体就再难发育了。

怎么防止孩子性早熟

问 性早熟对孩子影响那么大,怎么样才能预防呢?

专家:预防孩子性早熟有三个方面,饮食、日常起居和精神刺激。有一些家长,喜欢给孩子吃一些补品,这些都有可能造成孩子性早熟。像蜂王浆等滋补品或某些保健品,虽然能滋养身体、健脑益智,但也有可能导致部分儿童出现性早熟现象。此外,喜食肉食和反季节水果也可能会被其中残留的激素类成分"谋害"。据报道,目前一些畜产品、淡水产品的养殖都在饲料中添加了某些类激素样的成分,一些反季节水果的种植也会加入此类成分"助长"。专家提醒,儿童特别是还未进入青春期的女孩,应尽量少吃此类食品,尤其是繁殖速度过快的鸡、鸭等,这些食物中可能含有雌激素的潜在危害,可扰乱人体内分泌平衡,导致性早熟。通俗的说,就是洋快餐要少吃一些。同时,还应让孩子远离含有机氯的杀虫剂和重金属,不要吃发霉的谷物,这些物质都属于环境类雌激素,会影响人体内分泌平衡,导致性激素紊乱,从而引起性早熟。

⑩ 从日常起居上要注意什么呢?

专家:孩子到了六七岁以后,生活起居上要注意:第一点,晚上不要开灯睡觉。第二点,不要让孩子用大人的洗漱用品等,因为大人的这些产品里面会含有一些化学物质。第三点,不要和大人睡在一起,尤其是六七岁以后。

⑩ 精神刺激是指什么?

专家:现在影响孩子心理的因素有很多,如电视、网络、书籍等,其中蕴含着的大量的不健康信息对孩子精神的刺激是很大的。对于这些不良刺激,家长应采用"疏"而不是"堵"的方法,正确引导孩子。

想长高,应该吃什么

⑩ 我听说长不高和挑食有关系,是真的吗?

专家:我做过临床调查发现,一般挑食的孩子,个子肯定没有不挑食的孩子长得高,因为他的营养不均衡。牛奶、鸡蛋、胡萝卜、橘子、菠菜、黑豆、沙丁鱼,这些其实全都是对长个子有帮助的,挑食的话营养就跟不上了。

问 想让孩子长高,就要给他们吃上面提到的这些食物?

专家:对。牛奶含有丰富的钙,可以帮助孩子长高。有的孩子不喜欢喝牛奶,也可以用酸奶、奶酪来代替。鸡蛋是高蛋白食物,非常有利于孩子的成长。还有黑豆,本身豆类就是高蛋白食物,黑豆更是大豆中的精品,吃了绝对有好处。橘子含有维生素 C,胡萝卜含有维生素 A,沙丁鱼富含蛋白质和钙,菠菜含铁和钙,都对孩子长个子有帮助。

问 都说鸡蛋里的胆固醇含量很高,孩子每天吃几个鸡蛋比较好呢?

专家:这点家长完全不用担心。老年人要少吃鸡蛋,但是孩子正在长个子,一天吃 1～2 个鸡蛋,没关系的。

问 那不宜吃些什么呢?

专家:反季节的蔬菜、水果,包括油炸的一些食品,孩子们都要少吃,对身体没好处的。

睡眠对身高影响有多大

问 我想问下,孩子长个子除了和吃有关以外,还和什么有关系呢?

专家:影响孩子长高的因素很多,我归纳了一下,主要有两类,一就是刚才我们说的营养饮食,第二就是睡眠。

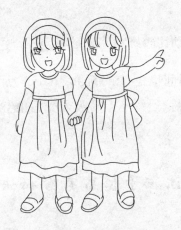

问 我倒是听说过一句话,叫"一眠大一寸",睡得多,长得就快,是这样的道理吗?

专家:这话是有道理的。人体促进生长发育的生长激素 70%～80% 是在睡眠中分泌的。如果孩子睡眠不足,就会影响它的分泌。孩子的睡眠好了,智力也会相应变好。所以,孩子每天一定要保证有 8 个小时的睡觉时间。

哪些运动能帮助孩子长个

问 我看好多男生都做引体向上,是不是对长高有帮助?

专家:引体向上的运动对长个子非常有帮助。如果想让孩子长高个子,我们提倡的就是要纵向运动。

问 什么是纵向运动,打篮球是纵向运动吗?

专家:很简单,比如排球、篮球,就是纵向运动,而骨骼的发育一定程度上来自纵向的压力。当然,对孩子而言,最好的运动就是跳绳,它对骨骼生长有一定的刺激作用,能使骨骼的循环得以改善,刺激生长激素分泌,促进长高。也可以做一些摸高游戏。

问 什么时候运动比较好？

专家：运动的时间也是有讲究的，下午3点至5点是最佳运动时间。早上最好不要锻炼，晨练不但易吸入受污染空气，还会使生物钟错乱，导致疲劳、早衰。

让孩子长高有啥秘诀

问 除了饮食、运动、睡眠之外，想让孩子长高还有什么好办法吗？

专家：孩子长高，有三个快速生长期，一是婴儿期，一是儿童期，再者就是青春期。家长一定要抓住这三个时期，给孩子吃好、睡好。婴儿期内，营养最关键。而在儿童期，家长要密切关注孩子的身高，一般每年会长个5～7厘米，最好每3～6个月给孩子测一下身高。为了及早发现孩子性早熟，各位爸妈要多多关注孩子猛然间的长高。春天，尤其是五月份，是孩子长个子的最佳时间，家长也要利用好。另外，让孩子保持愉悦的心情也有利于孩子长个子。

总 结

孩子的身高对他将来的生长发育、生活工作都有很大影响，因此家长都希望孩子个子高、身体好。长高要吃好，吃得科学营养；要睡好，每天起码要睡足8个小时；还要运动好，多做纵向的运动，同时让孩子保持积极、乐观、愉悦的心态。同时，家长应注意观察孩子的生长发育状况，别让性早熟耽误了孩子长高。

11 健康减肥早知道

"爸爸,昨天我在楼下碰到隔壁的王奶奶,她现在在减肥,晚饭都不吃了。她好像有60多岁了吧!"小徐对此表示很惊讶。徐爸爸却不以为然:"那王奶奶的肚子是有点大的,稍微减掉点也好的。""那么大的年纪干吗还要减肥呢?""千金难买老来瘦,年纪大的人要瘦一点才健康嘛。"这时,徐妈妈插嘴道:"王奶奶和我说了,前几天她检查出有高血压,一下子慌了,才赶紧要减肥的。"话虽如此,小徐还是担心王奶奶的身体:"可是老年人为了减肥,不吃晚饭,身体肯定吃不消啊。到时候减肥没成功,身体垮了就糟糕了。"

现代人崇尚"骨感美",不管胖不胖都喊着要减肥,尤其是爱美的女性,为了减肥更是使出了浑身解数。到底哪些人才应该减肥?应该如何健康减肥?减肥期间应该吃什么,不能吃什么?还是请专家来给我们一一解答吧。

专家简介

杨敏,博士,就职于浙江大学医学院公共卫生系、浙江大学营养与食品安全研究所。浙江省营养学会副秘书长,常务理事,妇幼营养专业委员会副主任委员,营养与保健食品专业委员会委员。主要研究方向:肥胖与体重管理、代谢综合征和糖尿病的饮食干预、健康教育及健康管理、保健食品的开发。擅长咨询成人及儿童肥胖、糖尿病饮食、代谢性疾病营养干预。

哪些人需要减肥

问 我们都认为只有胖的人才需要减肥,瘦的就不需要,是这样吗?

专家:到底什么样的人需要减肥? 这里面有很多的误区。有些人其实并不胖,但是为了追求所谓的骨感美说要减肥,结果盲目地减肥,从而导致营养不良、内分泌失调,甚至厌食。还有一类人,特别是一些中老年朋友,他们身体有点"发福",本应该适当控制点体重,但是他们觉得减肥是年轻人的事情,跟自己没有什么关系。也有一些人觉得自己虽然胖一点,但是每年的体检指标都很好,所以不用减肥。其实这三类人都存在着误解。一个人的正常体重和他的健康非常有关系,一些体重超标者,现在看上去好像一切指标都正常,但是可能在未来几年,很多慢性病,比如糖尿病、高血压、高血脂发病的危险性就会大大增加。另外还有一部分人,本身并不胖,但是体内脂肪含量却很高,这类人群要特别注意,最好也要适当减肥,不然危害也很多的。

问 那到底哪种类型的人需要减肥呢?

专家:我们会发现这样一种现象,有些人看上去不胖,但是体内脂肪含量却很高;有些人看上去很结实,但是他体内脂肪含量并不高。我们减肥最重要的便是减去体内脂肪的含量,特别是内脏脂肪的含量。体内脂肪由两部分组成,一部分叫皮下脂肪,就是有时候我们说的"游泳圈出来了"。还有一部分就叫做内脏脂肪,除了板油以外,还包括脂肪肝,以及血液里面的脂肪,就是血脂。减肥最重要的是减去内脏的脂肪。

问 我们怎么知道自己要不要减肥呢?

专家:除了去专业机构检测,我们有一个简单的计算公式叫肥胖指数计算公式:肥胖指数等于体重(千克)除以身高(米)的平方。如果计算结果是在18.5～24以内就算是正常范围,超过就说明要减肥了。

为什么肥胖的人先胖腰腹呢

问 大部分人到了中年,腹部就会肥胖起来,这是为什么呢?

专家:这主要是因为热量摄入超过消耗导致的肥胖。身体为什么会肥胖?原因很多,基因、遗传、内分泌等等都是肥胖的原因,但是,"吃"始终是最重要的因素。吃多了、吃错了,都会导致肥胖。吃多了就是身体收支不平衡,收入大于支出,身体有了剩余热量,这个剩余热量积聚在体内就变成了赘肉。而腰腹部是平滑肌,抗拒脂肪的能力最弱,所以最容易堆积脂肪。

问 腹部肥胖会有什么危害吗?

专家:肥胖和很多疾病的发生都有关系,比如说高血压、糖尿病等等。但是在这么多的疾病当中,心血管疾病特别重要,特别需要防范。因为国内外的研究已经证实,心血管疾病是腹部肥胖的独立危险因素。比如我体检出来所有指标都正常,但是只要我肚子大,腹部肥胖,我若干年以后发生心血管疾病的风险就要比正常的人高。

问 怎么样的情况算是腹部肥胖呢?

专家:腰部的肥胖应该比体重更加需要引起我们的重视。有些人体重比较重,但只是肌肉发达,腰还是很细的,比如健美运动员。我们有一个判断腹部肥胖的标准:男性腰围要控制在 90 厘米以内,女性控制在 85 厘米以内。要求严格一点的话,男性腰围要控制在 85 厘米以内,女性控制在 80 厘米以内更好。

减肥时不能吃哪些食物

问 我看很多人减肥都不吃肉,减肥的时候所有肉都不能吃吗?

专家:有些肉是可以吃的,比如瘦猪肉。但是有些就要避免,比如香肠。其实在减肥的过程中,我们最需要控制的是食物里面的热量和脂肪的含量。香肠和瘦猪肉虽然同样是肉类,但里面的脂肪含量和热量差很多,一般瘦猪肉的脂肪含量在10%~20%,香肠主要是由五花肉来做的,它的脂肪含量就很高,可以高达30%~50%。

问 还有哪些食物是减肥期间不能多吃的?

专家:我们把一些常见的食物进行了分类,其中的红灯食物就是减肥时不能多吃的食物。红灯食物只提供热量、糖、油脂和盐分,而其他营养素含量很少,故我们在减肥时应尽量避免摄入这类食物。下面我例举一些常见的红灯食物:主食里面炸薯条、甜面包圈脂肪、热量都很高。油炸的方便面既没有营养,热量又很高。还有月饼,其实是重油、重糖食物。另外还有一些腌制蔬菜,里面钠元素的含量高,减肥的时候也不能多吃,吃多了以后会导致体内水分潴留,增加体重。还有水果里的蜜饯以及一些甜饮料。再者就是含饱和脂肪比较高的动物性油脂、动物的皮类等等。最后就是一些加工类食品,如奶油蛋糕、糖果等都是热量很高的。

小贴士

减肥的红灯食物
肉类:中式火腿、腊肉、香肠、五花肉。
主食类:炸薯条、甜面圈、小西点、月饼、方便面、爆米花。
蔬菜类:腌制蔬菜。
水果类:蜜饯、甜果汁。
油脂类:含饱和脂肪酸多者(如猪油、奶油、猪皮、鸡皮)。
其他:奶油蛋糕、糖果、巧克力、汽水、可乐、含糖饮料。

减肥时可以吃哪些食物

问 有些人节食减肥,什么都不吃,这样不好吧?

专家:我们在减肥的过程中,也需要摄取维持生命活动足够的热量和营养素,所以也不能过分节食。像烤番薯、炖肉等食物中含有人体所需要的热量和营养素,可以适当地补充一点。

问 那减肥的时候可以适当吃哪些食物呢?

专家:减肥的时候可以适当吃一些减肥的黄灯食物。这些食物含有我们人体所需的营养素,但它也含有一定量的脂肪、糖、盐等,我们平时可以偶尔吃一些,但不能多吃,所以我们称其为黄灯食物。下面我们例举一些常见的黄灯食物,如全脂奶、调味奶、冰激凌;蛋类里面的咸蛋、煎鸡蛋等等;豆制品里的油豆腐;肉类中的一些罐头、煎炸的一些瘦肉类等,但是午餐肉不能吃,里面的热量很高;还有主食类的年糕等。此外,还有甜(咸)面包、水果沙拉等,很多外国人都是通过吃水果沙拉来控制体重的。火锅的话要注意里面的汤料,如果是高汤,其脂肪含量也是很高的。

> **小贴士**
>
> **减肥的黄灯食物**
>
> 奶类:全脂奶、调味奶、冰激凌。
> 蛋类:皮蛋、咸蛋、炒蛋、荷包蛋。
> 豆制品:油炸的各式豆制品,如油豆腐。
> 海产类:油煎、炸或炒的鱼或海鲜类、鱼罐头、鱼松。
> 肉类:煎、炒或炸的瘦肉类及家禽类、肉罐头、肉松、西式火腿、热狗。
> 主食类:炒饭、炒面、炒米粉、甜(咸)面包、年糕。
> 蔬菜类:大油炒青菜、炸蔬菜。
> 水果类:水果沙拉、水果罐头。

问 听说不同的烹调方法会导致食物中热量和脂肪的含量相差很大，是这样吗？

专家：是的。在减肥过程中，除了食物的选择非常重要外，烹调方法也很重要。同样的食物采用的烹调方法不一样，它的热量就有很大的差别。比方说一个鸡蛋，用水煮或是用油煎，它的热量就有很大的差别。水煮蛋的热量是140千卡左右，但是油煎蛋可以达到200千卡以上，因为它里面除了蛋还包含了油脂的热量。

问 如果想减肥又想吃肉，有没有适合我吃的东西呢？

专家：有。我们还有减肥中的绿灯食物表，它不仅讲究吃的食物，还讲究烹调方法。肉类我们应尽可能选择瘦肉，如果说脂肪或者皮能够去掉的应尽可能把它去掉，并用蒸、煮、卤、炖的方法进行烹调。我们可以放心地选择奶类，主要是一些低脂奶、脱脂奶，奶酪也可以。鸡蛋最好是蒸蛋、水煮蛋、卤蛋、茶叶蛋。豆制品里我们可以吃一些豆浆、豆腐等等。海产品中清蒸或水煮的海鲜都可以选择。主食里面除了米饭、馒头之外，我们还可以选择一些杂粮类的食物，或者全谷类的食物。蔬菜的话，可以选择少油的烹调方法，甚至是凉拌的、水煮的。新鲜的蔬菜和水果都是可以选择的。

小贴士

减肥的绿灯食物

奶类：低脂奶、脱脂奶、酸乳酪、低脂乳酪。

蛋类：蒸蛋、水煮蛋、茶叶蛋、卤蛋。

豆制品：豆浆、凉拌豆腐、卤豆干。

海产类：清蒸或水煮新鲜鱼类及海鲜类。

肉类：蒸、卤、炖、烤或水煮的各种瘦肉。

主食类：米饭、馒头、汤面、烤地瓜或土豆、水煮玉米或菱角、低糖赤豆汤、绿豆汤或莲子汤。

蔬菜类：少油炒蔬菜、生菜、泡菜。

水果类：新鲜水果、新鲜果汁。

一天吃多少食物最合适

问 我要减肥就可以按绿灯食物这张表来吃,我可以想吃多少就吃多少吗?

专家:不是的。减肥时一方面我们要非常注意食物的选择,尽可能选择体积大但是热量少的食物,比如蔬菜、水果、杂粮等,但同时还要注意这些食物摄入的量。比如说在减肥的过程中炖肉、烤番薯都能吃,但不能吃多,吃多了一样也会胖。减肥时的绿灯食物虽说含有人体必需的热量和营养素,烹调方法也比较健康,我们可以放心选择,但是也不是想吃多少就能吃多少的。因为肥胖最主要的原因就是吃进去的比消耗的多,再健康的食物吃多了也会引起肥胖。所以,我们一方面要吃一些绿灯食物并控制其数量,另一方面要加强运动,只有这样才能真正达到减肥的效果,才是健康的。

问 普通人到底吃多少比较合适呢?

专家:其实有一个非常简单的原则,可以指导大家来选择正确的食物以及合理的数量,我们把它叫做 123456 减则法。现在我们把这个方法给大家详细解释一下:我们正常健康人每天至少喝 1 杯牛奶,那么在减肥过程中最好选择低脂奶或者脱脂奶。然后每天 2 个水果。因为水果有大有小,小的如草莓,大的如西瓜,我们一般说是和拳头差不多大小,相当于 1 个橘子或者苹果的大小,一天 2 份。3 碟蔬菜,1 碟蔬菜一般150 克左右,3 碟就是 450 克,总共 1 斤左右。三碟蔬菜里最好两碟是深色蔬菜,一个是深绿色的,比如青菜、油麦菜等,还有一碟是红色或黄色的,比如南瓜、番茄等。4 份蛋白质食物,比如说 1 个鸡蛋、1 种海鲜、1种豆制品,还有 1 种瘦肉。4 份蛋白质食物每份各 50 克。5 两米饭,也就是半斤米饭,这个米饭最好有一半以上是杂粮或者是全谷类的食物,这样吃会比较好。最后是 6 杯白开水，就是说减肥过程中水一定要多喝，每天 6 杯，1200 毫升以上，甚至可以更多。

小贴士

123456 减则法

1 杯牛奶　　2 个水果　　3 碟蔬菜　　4 份蛋白质食物（鸡蛋、豆制品、瘦肉、鱼虾，每份 50 克左右）　　5 两米饭　　6 杯水

总　结

肥胖是影响现代人健康的重要因素，该不该减肥、该怎样减肥是大家都关注的话题。如何科学减肥，哪些食物可以吃，哪些不能吃，都是有讲究的。减肥人士一方面要控制饮食，另一方面要加强运动，这样才能达到真正的减肥效果。

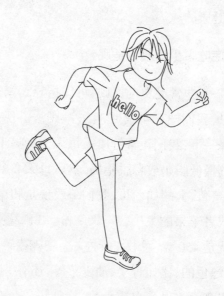

12

正确认识胆固醇

"老板，再来 10 个鸭头！""来，干杯，这家猪脑涮火锅太好吃了，大家多吃点！"小徐一边招呼大家喝酒，一边对猪脑、鸭头这些美食不停地发出赞美之声。这时，他的老婆来电话了："老公，你又在吃猪脑涮火锅啊，肯定又叫了不少鸭头吧。跟你说了很多遍啦，这些不能多吃！对身体不好！"小徐满不在乎地说："不要紧啦，不就一个猪脑几个鸭头么，不会出什么大问题的。"他老婆严肃地说："这些东西胆固醇含量很高的，吃多了心血管容易出问题！"

这些食物真的和胆固醇有关系吗？吃多了有什么后果？还是请专家来给我们讲讲胆固醇到底应该怎么吃吧。

专家简介

王峻，主任中医师，硕士研究生。长期从事中西医结合内科临床工作，擅长恶性肿瘤、老年疾病、认知功能障碍、失眠的中西医结合诊治。

吃猪脑胆固醇会变高吗

🔵 听说鸡肝、猪脑、鸭头吃多了心血管容易出问题，真的有这么严重吗？

专家：猪脑、鸭头的确是非常美味可口的，但是美味归美味，却不能多吃，因为它们富含一种叫胆固醇的物质。胆固醇是一种脂肪，脂肪多了,在血管里堆积就是一种毛病。具体点说,就是血管里脂肪多了,血流就不通畅了,血流慢了,血管变细了,就会引发心血管疾病,包括常见的心绞痛、严重的心肌梗死等,所以说胆固醇是无声的杀手。

小贴士

人体一天所需的胆固醇

胆固醇主要来自人体自身的合成,食物中摄入的胆固醇是次要补充。如一个70千克重的成年人,体内大约有胆固醇140克,每日大约更新1克,其中4/5在体内代谢产生,只有1/5需从食物中补充,即每人每日从食物中摄取胆固醇200毫克就可满足身体需要。胆固醇的吸收率只有30%,随着食物中胆固醇含量的增加,吸收率还要下降。因此建议每天摄入胆固醇50～300毫克就可以了。

问 猪脑的胆固醇含量大概有多少?

专家:据研究,每100克猪脑含胆固醇2571毫克,等于一个正常人8天的需求量。

问 羊脑能吃吗?它的胆固醇和猪脑比哪个更高?

专家:凡是动物脑的胆固醇都是高的,羊脑可能比猪脑稍微好一点,但也是非常高的。每100克羊脑胆固醇的含量为2004毫克,比猪脑略低,但也属于高胆固醇食物,应控制摄入。

哪些食物的胆固醇含量比较高

问 我们平常吃的食物中,有哪些是胆固醇含量比较高的?

专家:通常,将每100克食物中胆固醇含量低于100毫克的食物称为低胆固醇食物,如鳗鱼、鲳鱼、鲤鱼、猪瘦肉、牛瘦肉、羊瘦肉、鸭肉等;将每100克食物中胆固醇含量为100～200毫克的食物称为中度胆固醇食物,如草鱼、鲫鱼、鲢鱼、黄鳝、河鳗、甲鱼、蟹肉、鸡肉等;而将每

100 克食物中胆固醇含量为 200～400 毫克的食物称高胆固醇食物,如猪肾、猪肝、猪肚、蚌肉、蛋黄、蟹黄等。

问 鸡蛋也是高胆固醇食物吗?

专家:准确地说应该是蛋黄属高胆固醇食物。每 100 克蛋黄含胆固醇约 1500 毫克,而蛋清则几乎不含胆固醇。

高胆固醇食物完全不能吃了吗

问 我们饮食中的很多荤菜都是高胆固醇食物,难道就不能吃了吗?

专家:可以吃,但是要注意量的控制。比如:

1. 动物脑中含胆固醇极多,如每 100 克猪脑含有胆固醇 2571 毫克(羊脑含 2004 毫克,牛脑含 2447 毫克)。如果吃动物脑的话,以每年不超过 2 次为宜。

2. 动物内脏,如猪肾、猪肝、猪肺、猪脾、猪肠(牛、羊、鸡、鱼等动物内脏亦同)含有较多胆固醇,大致含量是每 100 克内脏含 200～400 毫克胆固醇。所以,动物内脏应尽量少吃。如果要吃动物内脏的话,以每月不超过 2 次为宜。

3. 鸡蛋(鸭蛋、鹅蛋、鹌鹑蛋等亦同)中含有大量胆固醇,不能多吃。

4. 每 100 克鱿鱼(或乌贼)(鲜重,水分含量 80.4%)含胆固醇 268 毫克。如果要吃鱿鱼(或乌贼)的话,以每周不超过 2 次为宜。

5. 其他像奶油、黄油、羊油、猪油、牛油等动物油脂中也含有较多胆固醇,而且这些油脂中的饱和脂肪酸还可以促进肝脏合成更多的胆固醇,因此这类油脂应避免食用。

问 动物油要少吃,那植物油呢?

专家:推荐大家吃植物油。胆固醇分为高密度胆固醇和低密度胆固醇两种,前者对心血管有保护作用,通常称之为"好胆固醇";后者偏高,冠心病的危险性就会增加,通常称之为"坏胆固醇"。橄榄油、茶油、玉米油和菜子油中含有的不饱和脂肪酸具有降低低密度胆固醇的作用,故建议大家在日常饮食中将上述植物油与豆油、花生油等植物油搭配食用。

不吃含胆固醇的食物行不行

问 我觉得这个胆固醇实在太可怕了,那这些含胆固醇的东西我通通不吃,这样就没有胆固醇了,行不行?

专家:高胆固醇固然对身体不利,但胆固醇过低一样会影响健康。胆固醇在体内参与细胞膜的组成,并维持和营养细胞膜,保持细胞膜的稳定性。若血内胆固醇水平过低,会使细胞膜的稳定性减弱,导致细胞膜弹性降低,脆性增加,致使血管壁脆性增加。另外,胆固醇是体内合成类固醇激素的重要原料,它在体内代谢后可转化为孕醇酮,再由孕醇酮合成皮质激素、黄体酮、雄激素及雌激素等。这些激素对调节糖、脂肪和蛋白质三大物质以及水和电解质的代谢,对应激性反应、免疫功能均有重要影响。如果胆固醇水平过低,往往会导致皮质激素合成减少,从而导致应激能力减弱,免疫力减弱,使正常的抗病能力减弱;或者导致性激素合成减少,影响正常性功能,均不利于人体的健康。故正常人每天应摄入适量的胆固醇,这也是维持机体健康所必需的。

胆固醇已超标怎么办

问 胆固醇已经偏高的人,饮食上需要注意些什么?

专家:这些地方需要注意:

1. 少吃或不吃动物内脏、蛋黄等胆固醇含量极高的食物,控制饮食中的胆固醇摄入（每天少于200毫克）。

2. 少吃肥肉和荤油，减少饱和脂肪的摄入。饱和脂肪广泛存在于肉、蛋、奶类食物中，尤其以肥肉、荤油和内脏中的含量为最多。饱和脂肪具有促进血液低密度脂蛋白胆固醇升高的作用，其效力甚至超过了胆固醇本身。

3. 多吃蔬菜水果和菌藻类食物，如木耳、海带、洋葱、南瓜、番薯等，这些食物含有丰富的膳食纤维，有助于胆固醇的排泄。人体排泄胆固醇的主要途径是通过胆汁，肝脏利用胆固醇合成胆酸，胆酸随胆汁排入胃肠道参与脂肪的消化，之后，一部分胆酸代谢产物被重新吸收回血液"废物利用"，另一部分胆酸代谢产物则随粪便排出体外。膳食纤维的作用就是吸附更多的胆酸代谢产物，使之排出而不是重新回收利用。这样，肝脏"只好"利用更多的胆固醇合成胆酸以补充胆酸的丢失。大量研究证实，增加膳食纤维的摄入具有明确的降低胆固醇的作用。

4. 多吃含维生素C、维生素E的食物。维生素C、维生素E具有抗氧化作用，虽然并不能直接使血液中的胆固醇减少，但有助于减轻胆固醇对血管的危害。

小贴士

是不是所有植物都不含胆固醇

　　自然界中的胆固醇主要存在于动物性食物之中，植物中没有胆固醇，但存在结构上与胆固醇十分相似的物质——植物固醇。植物固醇无致动脉粥样硬化的作用。在肠黏膜，植物固醇（特别是谷固醇）可以竞争性抑制胆固醇的吸收。

问 吃哪些食物可以降低胆固醇？

专家：以下这些食物对胆固醇偏高的人比较好：

1. 胡萝卜：胡萝卜中富含果胶酸钙，它能与胆汁酸发生化学反应后从粪便中排出。为了补充丢失的胆汁酸，机体势必会动用血液中的胆固醇，从而促使血液中胆固醇水平的降低。

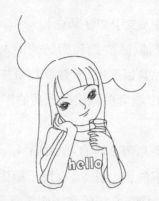

2. 玉米：玉米含有丰富的钙、磷、硒和卵磷脂、维生素 E 等，具有降低血清胆固醇的作用。

3. 海带：海带含丰富的牛磺酸，可降低血压及胆汁中的胆固醇；海带还富含食物纤维褐藻酸，也可以抑制胆固醇的吸收，促进其排泄。

4. 大蒜：大蒜能减少肝脏合成胆固醇。每天只需吃 3 瓣大蒜，便可有效降低有害的胆固醇，使有益胆固醇升高。

5. 牛奶：牛奶含较多的钙质，能抑制体内胆固醇合成酶的活性，也可减少人体对胆固醇的吸收。

6. 茶：茶含有咖啡因与茶多酚，经常饮茶，可以防止人体内胆固醇升高。这其中，又以绿茶较好。

问 除了饮食控制，还有其他办法可以降低胆固醇吗？

专家：运动对加速胆固醇的代谢是有帮助的，这和我们减肥的道理是一样的：胆固醇好比体内的原料，运动可以加速它的代谢，使其含量降低，运动减肥也就是通过这个方式达到了健康的目的。

总　结

胆固醇是把双刃剑，既不能偏高，也不能偏低。日常生活中，我们吃东西的时候不能为了一时的口舌之快，大吃大喝，而应尽量少吃胆固醇含量高的食物，同时加上合理的运动，以让自己拥有健康的体魄。

13 你有腰椎间盘突出症吗

现在流行一句话叫做："这不突出，那不突出，偏偏腰椎间盘突出。"说的就是平常工作吊儿郎当，工作成绩不突出，平平庸庸，但是腰椎间盘有毛病，蹲下去时间稍微长一点就会腰酸、腰痛，痛的时候一下子站不起来，过几分钟或者几秒钟才站得起来。众所周知，当今患有腰椎间盘突出症的人越来越多，那么这个毛病到底要怎么治疗呢？没得病的人要怎么预防呢？下面请专家给我们一一解答吧。

专家简介

詹强，杭州市中医院推拿科主任医师，教授，副院长，硕士生导师，市级名中医。浙江省中医学会推拿分会副主委，杭州市针灸推拿学会副理事长。国家级重点专科学科带头人。擅长综合保守疗法治疗颈椎病、腰椎间盘突出症、肩周炎等脊柱、骨关节病变。

腰椎间盘突出到底是怎么回事

问 腰椎间盘突出和腰椎间盘突出症是同一回事吗？

专家：两者其实不是一回事。腰椎间盘突出只是一种症状表现。椎间盘就是两个脊椎之间的一个垫片，脊椎之间如果没有这个垫片，骨头和骨头就会有磨损。每天我们站立的时候都会挤压这个椎间盘，挤压时间长了，椎间盘就会被挤出来，这就叫突出。我们所有人去检查，估计多多少少都会有腰椎间盘突出的，但是并不是所有的人都患有腰椎间盘突出症。腰椎间盘突出症是一种病症，会有腰痛等症状，如果突出的腰椎间盘压迫了坐骨神经，还会引起腿痛等等。

问 如果椎间盘被挤出来会发生什么事情呢？

专家：那就会发生很多问题了。椎间盘后面有很多神经，突出后如果压到神经了，就会痛，我们以前讲的坐骨神经痛其实很多都是椎间盘突出引起的。很多人患有腰痛、腿痛的症状，其实都是腰椎间盘突出症的表现。而如果椎间盘突往中间，就容易压迫到脊髓，引起大小便障碍，严重的甚至有可能导致瘫痪。

问 我体检的时候发现有椎间盘突出，但是为什么平时没什么感觉呢？

专家：椎间盘 20 岁以后就逐步退化了，开始时椎间盘受挤压，挤压了以后就开始退化变形，然后弹性越来越差，容易挤出来以后就回不去了，所以就造成椎间盘突出。有的人可能一辈子都不知道自己有腰椎间盘突出，因为他没有压迫到神经，就没有症状，没有什么大感觉。腰椎间盘突出如果没有引起什么症状，就不算是病，一般来说，只要注意点就可以了。

腰痛就是腰椎间盘突出症吗

问 有时我干活干累了，或者站的时间长了就会腰痛，是不是腰椎间盘突出症呢？

专家：并不是所有的腰痛都是腰椎间盘突出症。椎间盘突出只是腰痛的其中一个原因。腰痛还有很多很多的可能性，比如男的腰痛有可能是肾虚，女的腰痛有可能是妇科病或处于月经期。具体情况还需要去医

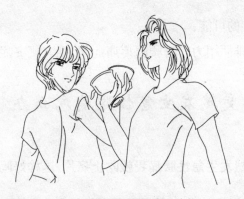

院拍 CT 片才能确定是不是腰椎间盘突出症。

在中医里是没有腰突症(腰椎间盘突出症的简称)的病名的,中医对腰腿痛的辨证并不单纯着眼于腰腿部,而是认为腰腿痛和气血、脏腑、经络的功能有密切的联系。中医认为,腰腿痛的病因归纳起来其实就是三个字:淤、寒、虚。淤就是急性闪挫,气血淤滞。寒,中医认为受寒湿之邪,就容易造成气血凝滞,脉络不通。虚指的是肝肾阴虚,中医认为腰为肾之府,年老体弱、久病劳损都会损伤肾气,引起腰痛。

问 怎么能知道自己是不是得了腰突症呢?

专家:我给大家介绍几个测试腰椎间盘突出症的方法,大家可以试用一下。

第一,将疼痛麻木的下肢伸直,向上抬高,一般正常人到 70°都没有任何痛苦,但是患腰突症的人下肢抬高因腰臀部疼痛而受到限制;

第二,在急性扭伤后看走路是否跛行,如走路时一手扶腰或扶患侧,下肢因怕负重而呈一跳一跳的走路现象,或是喜欢身体前倾,臀部凸向一侧的,则有腰突症的可能;

第三,轻轻咳嗽一声或数声,同时用双手护住腰部,看腰腿症状是否加重,加重者则有腰突症的可能;

第四,俯卧位时自行用手轻轻触压后腰部、腰椎正中或两侧,看是否有明显的压痛,有压痛者有腰突症的可能;

第五,仰卧位时将下颌往胸前歪曲,看腰腿疼痛症状是否加重,加重者则有腰突症的可能；

第六，如果排便用力时有腰腿疼痛症状，则有腰突症的可能。

突然发生急性腰痛怎么办

问 如果突然发生急性腰痛我就吃止痛片，这样好吗？

专家：说到止痛片，有的就是纯粹的止痛片，这种吃下去就是止痛的。还有一种是消炎镇痛类的，像双氯芬酸、芬必得，是可以吃的。刚刚扭伤的时候容易出现无菌性炎症，在确诊的情况下，吃一些消炎镇痛类药物我觉得是可以的。

问 有些人说腰痛要按摩，有些还敷热水袋，这样到底对不对呢？

专家：敷热水袋我不赞成。如果是急性扭伤导致的腰痛，在 24 小时之内不要热敷。还有按摩也不建议。在急性期如果疼痛比较明显，不能去按，越按越痛。有很多人痛得不行了到外面的按摩店里去按摩，之后就爬不起来了，这种情况经常发生。所以刚扭伤的第一天不能去做按摩和热敷。

问 有人说腰痛就要去做腰部活动，这样对不对呢？

专家：我建议尽量不要活动，因为如果是在腰痛的急性期，你可能活动好了，也有可能越来越糟。

问 那过了急性期以后我们该怎么办呢？

专家：如果是椎间盘突出导致的腰痛，那肯定是突出的椎间盘压迫到神经了，这种情况下，最简单的办法就是用中医推拿、按摩、针灸，通过对穴位的刺激，使肌肉放松，肌肉放松以后椎间盘有时候便会慢慢地缩回去。

得了腰突症就一定要睡硬板床吗

问 很多人说腰痛要睡硬板床,是这样吗?

专家:确实很多人是这样说,但我倒不提倡一定要睡硬板床。有的病人到我这里看病说:"老婆要睡软一点的,我要睡硬一点的,一张床又不能做成两半,那怎么办呢?"其实我觉得没关系,可以买张好一点的席梦思,问题就解决了。

问 得了腰突症的人适合哪种睡姿?

专家:最好的姿势是平躺。如果腰有点不舒服的话,下面可以垫块毛巾,就是把腰部的弧度给垫起来,这样就不会塌下去了。

得了腰突症需要开刀吗

问 有人说腰突症要开刀,可是有些人说开刀风险大,到底要不要开刀呢?

专家:任何手术都有风险。但是如果压迫症状非常厉害,把神经都卡牢了,或者把脊髓压了,大小便都失禁了,那就只有动手术,把突出来椎间盘全部切掉。当然我的观点是不要轻易地去做手术。

平时怎么预防腰突症

问 都说腰椎间盘突出和坐姿、站姿有关,那怎样的坐姿比较好?

专家:看腰椎的曲度就知道了,跟它的曲度一样的坐姿是最好的,

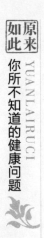

所以坐的话,一是腰要挺,二要保持平衡。坐的时间长了,站起来的时候最好用手扶一下腰,因为这样可以起到一个支撑的作用。

问 坐的时候是硬板凳好还是软的沙发好?

专家:最好是硬一点的板凳。因为硬凳子往往会使人保持一个比较标准的姿势。如果觉得硬板凳坐着痛的话,可以在屁股下面垫一些软垫。而沙发会让人越坐越懒斜着,不利于维持腰椎的正常曲度。

问 什么样的站姿比较好呢?

专家:站的时候要挺腰挺胸,这样压力点就不会专门集中在腰椎上。如果你拱着腰站着,则刚好把重量顶在这个腰椎上,这样对腰椎的损害是最大的。

问 我有时候弯腰搬东西,腰就会突然痛得厉害,起都起不来,这是怎么回事?有什么好办法能预防么?

专家:这里我们告诉大家正确搬东西的方式:在弯腰搬重物时,较为适宜的姿势是先将身体尽可能靠近重物,然后屈膝、屈髋、下蹲,再直腰将物体搬运起来。采用这一姿势搬取重物时,无须用较大的力量伸展腰部,而伸展髋、膝关节时,主要依靠了臀大肌及股四头肌这两块较大肌肉的收缩力量,所以腰部损伤的可能性会比较小。

问 我妈妈做家务的时候,经常会腰痛,这是不是和一些劳动的姿势有关?

专家:是的,正确的劳动姿势应该是这样的:比如背重物的时候,应该胸、腰稍向前弯,髋、膝稍屈,迈步要稳,步子不要太大;担重物时,身体应该先蹲下,腰要直,胸要挺,起身要靠下肢用力,等腰椎稳定后再迈步;一般劳动时,应膝关节微屈,臀部轻轻收缩,自然收缩腹肌,这样可使骨盆轻微后倾,腰椎轻度变直,减轻椎间盘的负担;站久了,可以改为稍息的姿势。

问 还有什么方法可以保护腰椎呢?

专家:首先就是腰部不要受寒。因为腰椎旁边是肌肉,所谓热胀冷缩,一冷就抽紧,抽紧以后对腰椎就是一个挤压,所以寒冷也是腰椎发病很大的一个原因。如果经常受凉,可以用热水洗澡,受热以后肌肉放松了,腰椎的压力就会减轻。其次,要注意运动的时候不要受伤,特别是年纪大的人,运动以前应先做一些准备运动,把腰先活络活络。第三,按摩穴位也很好。由于腰上很难按摩到,故我们平时可以将两个拳头顶到后面腰眼(位于第四腰椎棘突下,旁开3.5寸凹陷中)这个地方,经常自己揉揉,外面肌肉放松了,舒服了,里面的压力就会减轻。第四,护腰带是有好处的, 疼痛的时候它可以增加腰部力量。但是不能长期用这个东西,如果长期用它来保护你,那么机体自身的肌肉会萎缩掉。第五,还可以做做养腰体操,具体操作是:首先平躺下来,单腿慢慢抬起来,用双手抱住一侧膝盖,然后交换另一条腿;然后双腿同时抬起来,用双手抱住双膝;接着双腿交叉,让腰部微微转动,这时腰部要朝着相反的方向转动,然后交换交叉腿做同样的动作。这个伸展操在洗澡后、晚上睡觉前进行效果最好。

总　结

腰椎间盘突出是一种退行性病变,所以大家平时一定要养成良好的生活习惯,纠正自己的不良坐姿、站姿、睡姿等,保护好自己的腰部。出现腰痛时不要盲目治疗,应根据不同时期选择不同的治疗方法。相信通过以上方法,你就会拥有强健的腰!

14 给失眠开偏方

吉吉一大早刚上班就昏昏欲睡的样子。阿宝路过她的办公桌，推了推她的肩膀，说道："吉吉，你昨晚干吗啦?早上就这么困。"吉吉伸了个懒腰："昨晚失眠啊，半夜里翻来覆去睡不着，数羊也数了，依旧睡不着。我现在真的很困啊!"阿宝表示同情："睡不着是很难受。不过我一般是倒头就睡，就是睡眠质量不是很好，做很多很多梦，这算不算失眠的一种啊?""我估计的，睡不着和睡不好肯定是一回事。"吉吉又打了个哈欠，"看来大家睡眠都不太好嘛。"

的确，如今睡不好、睡不着的失眠患者越来越多，失眠已经变成了生活中的一个大问题，确实要引起大家的重视。下面就请专家给我们讲讲如何把睡眠调整好吧!

专家简介

许丽，浙江中医药大学副教授、硕士生导师。浙江省首批中青年临床名中医，浙江省"151 人才工程"第三层次人才。从事中医针灸推拿临床、教学、科研工作近 20 年。擅长治疗小儿肌性斜颈、腹泻、便秘、呕吐、发热、遗尿、哮喘、咳嗽、营养不良(疳积)、发育迟缓、脑瘫等。

哪些情况算失眠

问 大家平时动不动就说失眠了，失眠到底是怎么回事?

专家:失眠简单地讲就是睡觉不好。人一生当中有 1/3 的时间是在睡眠当中度过的,所以睡眠不好是影响人体寿命的非常重要的一个因素。我们平常都认为失眠就是睡不着,其实失眠有很多种表现,比如说第一种最常见的是入睡困难,一个晚上翻来覆去睡不着;第二种就是早醒,就是很快入睡但是一两个小时就醒了,然后再也睡不着,老年人经常这样,早晨四五点就醒了;第三种是易醒,就是说睡一两个小时就醒了,然后又睡着了,等会儿又醒了,睡得不沉,就是我们平常讲的睡得不熟。所以,其实失眠有三种情况,包括入睡困难、睡眠质量差、睡眠时间短。

问 我想问下,怎么睡才算是睡得好呢?

专家:睡的好不好有两个方面,一是睡眠的时间,不同的年龄睡眠时间是不一样的,睡眠时间一定要保证。第二个就是大家非常关心的质量问题。世界上有个著名的睡眠专家叫唐纳,他认为判断一个人的睡眠质量,就看他白天的清醒状态,如果这个人白天有活力,头脑特别清楚,这个人的睡眠一定非常好、非常充足。

每天睡多久才合适呢

问 我们一般一天睡多久比较好?

专家:不同的年龄要求的睡眠时间是不一样的,年龄越小要求的睡觉时间越长。成年人原则上七八个小时是最合适的,老年人五六个小时就够了,甚至有的五六个小时都不到。

问 我一直认为睡得越多越好,我想睡得多精神也会养足一点,对吗?

专家:这个观点肯定不对。睡得太长有时候适得其反,可能会导致疾病,甚至会影响寿命。身体的自然规律不能打破,我们人体的睡醒状态和睡眠状态也有个正常周期,如果睡得过长就把这个周期打乱了,对健康也是不利的。

人为什么会失眠呢

问 造成失眠、睡不好的原因有哪些呢?

专家:失眠的原因有很多种,不能用一种单一的原因来解释。疾病因素、心理因素、环境的改变都会影响睡眠。中医将失眠称之为"不寐",认为睡眠跟人的心最有关系,只有心神安定、踏实了,才能够安心入睡。对于大多数人来说,睡眠不好主要有两个方面的原因:一个是脾胃不和,就是说睡眠和我们的脾胃有关,中医有句老话叫做"胃不和则卧不安",讲的就是这个道理;第二方面的原因叫心肾不交。在中医理论体系当中,心是属火的,火是往上走的,而肾是属水的,水是往下走的,它要和心火相互制约,心和肾平衡了,我们叫心肾相交。虽然我们平时讲水火不相容,但是其实在我们人体里面,水火是一定要平衡的,水火平衡了,我们的身体才能处于阴阳平衡状态。如果心肾的平衡被打乱了,那就失眠了。

问 很多老年朋友睡不好,是不是代表着肾不太好啊?

专家:这不是绝对的。老年人失眠和多种原因有关,比如像高血压、心脏病、关节炎,还有夜尿症都会引起失眠。睡眠不好或者说失眠,跟我们身体的多个系统,比如神经系统都有极大的关系。

问 为什么有些人会认床?

专家:很多人都会认床,这是一个心理问题。我们都知道,动物在睡觉的时候是警惕性最低、最缺乏安全感的时候,其实人也是一样的。睡觉认床其实就是寻找安全感的一种表现。

经常失眠的人该怎么办

问 **如果我睡前去运动,完了之后累了,应该就不会失眠了吧?**

专家:运动锻炼是好事情,但是也要注意掌握恰当的时机。睡觉之前做一些剧烈的运动虽然会导致机体很疲劳,但这时候因为血液循环加快了,体温上升了,其实是很难入睡的。一般专家建议睡前的6个小时,就是我们傍晚时分吃完饭以后,适当地做半小时的适度运动是有助于睡眠的。

问 **那睡前喝牛奶呢,能缓解失眠吗?**

专家:睡前喝牛奶一定要掌握正确的时间,我们一般建议至少在睡前半个小时喝,牛奶当中含有色氨酸、钙,有助于诱导睡眠。

问 **我还听说睡前泡脚有助于睡眠,是这样吗?**

专家:泡脚确实能帮助睡眠,但要注意以下几点:第一,泡脚的水温要控制好,在40～50℃,不用太烫。第二是泡脚的时间,可能很多人觉得泡得时间越长越好,其实10～20分钟就可以了,而且泡脚的水应该多一些,一般要求没过我们的脚踝,甚至到小腿这里都可以。第三是可以适当放些醋,放150毫升左右就可以了,它可以缓解疲劳。当脚底的血液加速循环以后,到脑部的血液就少了,我们大脑就没那么兴奋了,所以就有助于睡眠了。另外还有一点在泡脚当中特别要注意的,就是如果我们泡好脚擦干以后,坐在床上准备睡觉了,我们可以做一个脚部的按摩,用手上的穴位去摩擦脚上的穴位。我们手心有个穴位叫劳宫穴,在手掌心。手自然握拳,中指下面这个点,就是劳宫穴。脚底有一个穴位叫涌泉穴,在脚底心凹陷的地方。洗完脚以后用手掌心摩擦这个涌泉穴,摩擦到你感觉到发热、发烫为止，两只脚都做，有助于睡眠。

问 我们身体上还有哪些穴位按一下能促进睡眠的？

专家：这里我给大家介绍一个很简单的穴位——安眠穴，顾名思义就是帮助你入睡的一个穴位，在睡觉之前按揉很有效果。安眠穴的具体位置在耳朵后面骨头下方的凹陷处。用两个大拇指按牢此处，直到感觉到酸胀并且持续大概 2 分钟左右。

问 睡前听音乐也有助于睡眠吗？

专家：一般听一些舒缓的、抒情的音乐是有助于睡眠的。

问 有人说睡前喝红酒有助于睡眠，是这样吗？

专家：首先明确一下，饮酒是不利于睡眠的，所以睡前喝酒是不对的。但具体到红酒，情况会有所不同，应该说适量饮用红酒还是有益健康的，它可以软化血管，防止动脉硬化，同时还有镇静、帮助消化和利尿作用。

问 想要帮助睡眠，吃点什么比较好？

专家：我个人建议吃两果，一个是水果类，第二个是坚果类。花生米、核桃、杏仁、腰果都属于坚果类。在这里我要特别强调一下坚果，很多人不太喜欢吃坚果，认为吃多了会有饱胀感，其实坚果中包含的营养物质特别多，蛋白质、维生素、微量元素均十分丰富，特别是它含有不饱和脂肪酸，对我们人体的心血管系统有帮助，同时还有美容美肤的作用，而且它还特别有助于睡眠，睡前吃一把还不长肉。

问 那有什么是不建议吃的吗？

专家：不建议吃巧克力。巧克力含有咖啡因，咖啡因是刺激神经的物质，吃了以后可以提神、增加热量，当然不利于睡眠。

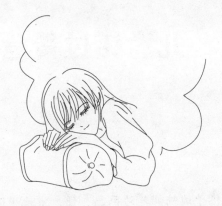

小贴士

洋葱治疗失眠

先把洋葱切成片,然后切成丁,再捣碎一点,捣得越碎气味越浓,但不能榨成水。找个小瓶,小一点也行,把它盛进瓶中,大半瓶就可以了,太满、太实了以后气味出不来。不用的时候把瓶盖拧紧,每天睡觉之前打开来闻闻,这个就是闻香疗法。因为洋葱里面含有一种叫做槲皮酮的成分,这种成分具有抗氧化、抗炎,以及比较温和的镇静安神作用,故对治疗失眠有效。

总 结

失眠严重影响健康,大家一定要重视自己的睡眠问题。每天要保证一定的睡眠时间。经常失眠的人睡前半小时可以喝点牛奶,泡泡脚,按摩按摩,听听舒缓的音乐,适当吃些水果和坚果,相信失眠会离我们越来越远。

15 儿童铅过量危害大

阿宝看到小侄子边咬铅笔边画画，便严肃地说道："你怎么咬铅笔啊！我告诉你啊，铅笔上面有铅，是会中毒的，经常咬的话就不聪明了。"小侄子疑惑地问："有这么夸张吗？""是的啊，一点都不夸张，我告诉你啊，我小时候和你一样，画画的时候喜欢咬铅笔，咬着咬着，本来我脑子很聪明，跟爱因斯坦一样的，现在就和普通的天才一样了，所以下次就不要咬了，听到没！"阿宝总算是把小侄子给说通了。

之前就有报道说，浙江湖州德清县一家蓄电池厂周边多名儿童及成人血铅超标，可见铅这个东西在我们生活中真是无处不在。为了防止铅过量，我们该怎么办呢？请专家和我们说说。

专家简介

张旭波，高级营养师，杭州置申医学科技有限公司总经理，浙江省营养学会泰科公共营养师培训中心主任。2002年进入浙江省微量元素与健康研究会从事孕妇和儿童的微量元素(血铅、铜、铁、钙、镁、锌等)普查及健康宣教工作。擅长孕期铅损伤预防及营养干预指导，儿童(0～6岁)铅损伤的预防及营养干预指导，普通人群的日常营养指导等方面的咨询。

铅过量对人体有哪些伤害

问 都说铅是有毒的，请问这个铅究竟是一个什么东西呢？

专家：人体里有很多的微量元素，比如我们常说的钙、镁、铁，这些都是人体必需的，但是有一些微量元素是人体不需要的，并且是对人体有害的，比如铅。铅对我们人体来讲是没有任何生理意义的，但绝大多数人体内都或多或少地存在一定量的铅，并且超过一定水平就会对人体造成损害，特别是对人体神经系统的危害较大，尤其是儿童。说得简单一点，铅就是一种神经毒、环境毒，它在人体里最理想的状态是零。

问 铅过量会对人体造成什么伤害呢？

专家：主要是神经系统的伤害，而且这种伤害是不可逆转的。铅过量主要会影响儿童的智力和行为，致使儿童注意力不集中、贫血、免疫力和智力下降。

问 那对孩子身高有什么影响呢？

专家：血铅每升高一个值，身高会下降2～3厘米。

问 我还听说过"母源性铅中毒"，这是什么意思？

专家：胎儿在母亲的肚子里可能就要受到铅的污染，或者说铅的毒害。那么为什么会受到铅的毒害呢？因为母体本身里面也是含铅的。另外一个是母源性的，就是经胎盘摄入铅。母亲在怀孕的时候，对钙、铁的需求量是非常大的，如果这期间钙的摄入量不足，母体会把本身储存在体内的钙、铁动员出来，被摄入体内的铅便有一部分是储存在骨头里的，动员钙、铁的时候，铅也被动员出来了，它通过胎盘的途径，直接传输给胎儿。

哪些食物含铅量比较高

问 听说爆米花不能吃，因为里面含铅，是这样吗？

专家：现在的爆米花大多是微波炉加热的，还是可以吃的，以前那种街上叫卖的爆米花是含铅的。

问 以前还说皮蛋是含铅量比较高的食品,是这样吗?

专家:皮蛋并不是含铅最高的食品,现在的皮蛋都是无铅皮蛋,它在加工过程当中已经不使用铅作为催熟剂了。早期我们有用黄土包着的皮蛋,黄土里面是有含铅化合物的,它主要是为了增加蛋壳的通透性。

问 现在的食物中哪些含铅量比较高呢?

专家:散装食品含铅量比较高。因为散装,所以它在加工、运输等过程中容易被污染。所以小孩子应尽量少吃散装的食品。

问 据说隔夜的第一壶水不能喝,因为早上水龙头流出来的水里面有铁锈什么的,是不是这样啊?

专家:不全是铁锈。国外以前有报道,有位 60 岁老人,40 多年来有个习惯,每天早晨第一件事就是打开水龙头接一杯自来水喝下。有一天他突然出现剧烈腹痛,面色苍白,后来确诊为铅绞痛。所以说我们不能忽略水中的铅,清晨第一次放出的水,里面的铅含量最高,尤其是热水,建议大家不要喝,最好弃去不用。

我们身边哪些地方含铅多呢

问 据说马路上汽车尾气含铅多,是这样吗?

专家:是的。并且因为铅的比重比较大,越接近地面铅含量越高,故大气中的铅80%聚集在离地面 1 米左右的地方。按照儿童的身高标准,在距地面 75～100 厘米的地方正好是他们的呼吸带,所以我们应尽量不要带儿童到马路或车流量多的地方散步。确实要经过车流量比较多的马路的话,大人应尽量把孩子抱起来,高度提高一点,吸入的铅的量就会少一点。而且儿童应尽量少待在车箱里，因为车厢里也是一个被严重污染的地方，保持清洁是有难度的。

问 香烟、蜡烛里面也有铅吗？

专家：每根香烟会在空气中释放 12 微克铅，如果被完全燃烧释放到空气当中，则对人体的影响不大，但我们还是要避免吸入二手烟。再说蜡烛，有一些工厂生产的蜡烛为了增加燃烧时间，它的芯也是用铅芯来固定的，这些蜡烛在燃烧的时候会有铅释放出来。铅的熔点非常低，在燃烧的时候会释放到空气中，这是我们应该注意的。

问 家庭装修油漆是不是和铅也有关系？

专家：家庭装修的污染主要是有机污染，如甲醛、苯等，但是在油漆没有干的情况下还是有铅的污染的。我们的建议是房子装修好了先空置一段时间。而且也并不是说老房子就不存在铅污染的问题了，当老化的墙壁脱落、风化的时候，铅也会释放出来。

问 有一些筷子外面有油漆，是不是不能用？

专家：外面有油漆的筷子不要用。里面有花纹的餐具也要尽量少用。应尽量到正规商店采买由正规厂家生产的、釉彩在外面的餐具。对于彩色的，内面有花纹的餐具，因为无法辨别工艺的好坏，遇到工艺不合格的碗，当在碗里盛装酸性的物体，比如醋、果汁时，它里面的铅就会被溶解、释放出来，所以尽量不要用有颜色的碗。塑料碗也不好。玻璃碗没有问题。

小孩子要怎么防铅中毒呢

问 我知道小孩不能咬铅笔，说咬了会造成铅过量，是这样吗？

专家:是的。这主要是因为铅笔表面的油漆。因为可以作为着色剂，所以铅在油漆中的应用是最广泛的。除了铅笔，小孩子平时喜欢用的蜡笔，包括水彩颜料，都是含铅的，都需要引起家长的重视。

问 颜色鲜艳的塑料玩具也不能放进嘴里吧？

专家:是的。颜色鲜艳的塑料玩具往嘴巴里面放，会造成铅的直接摄入。铅通常是作为着色剂存在于油漆里面的，所以一般情况下，颜色越鲜艳的玩具含铅量越高。

问 小朋友的课本封面也是彩色的，是不是也和铅有关系？

专家:是的。报纸、教科书都是油墨印刷的，铅在里面的含量是非常高的，也就是说报纸越鲜艳的肯定含铅成分越高。我们看报纸的时候手上会粘上一层黑色的物质，这也是含铅的，应该马上去洗手。

问 大人的化妆品是不是也不能被小孩接触到？

专家:是的。很多化妆品、染发剂、香水都是含铅的。母亲用了化妆品之后，或者焗油之后，和小孩亲密接触，比如亲一下，可以导致铅从小孩的嘴巴里摄入，还有些小朋友会拉大人的头发咬，所以，化妆后千万不要让小宝宝来亲你，这样会导致他们摄铅过量。

总 结

铅对孩子的伤害是显而易见的，家长要为孩子创造一个少铅的环境，不要经常带孩子到马路边去吸一些尾气，汽车里面也要少坐，家里装修完以后要空置一段时间再住。颜色鲜艳的物品，比如餐具、玩具、蜡笔等千万不要让宝宝放到嘴里，大人吸烟、化妆等对孩子的伤害也是很大的，应注意避免让孩子接触到。

16 春季养生要吃啥

阿宝正在认真地挑选黄豆芽，突然感觉有人拍了下他的肩膀，转头一看，原来是小陈。"小陈，你太不厚道了啊，居然在背后暗算我！"小陈笑着说："谁叫你这么认真挑菜的啊！这黄豆芽和绿豆芽不是差不多吗？你为什么都挑黄的呢？""嘿嘿，这你就不懂了吧。专家说黄豆芽是最适合春天吃的，黄豆芽的微量元素含量高于绿豆芽和其他芽类蔬菜呢！"小陈发出感慨："原来春天吃的蔬菜也有这么多讲究啊！"

春季来了，我们应该吃些啥呢？又该怎么吃呢？请专家告诉我们答案吧！

专家简介

冯磊，博士，教授，硕士生导师，卫生部营养与健康项目组专家，浙江农林大学健康管理系主任。担任中国保健营养理事会常务理事，中国学生营养促进会理事，浙江休闲与养生协会副秘书长，浙江省食品协会理事，浙江省饮料协会理事和浙江省保健食品协会理事。主要研究方向为营养与养生，保健与健康管理。

为什么春天特别适合吃黄豆芽

问 我听说黄豆芽特别适合春天吃，是不是真的啊？

专家：是的。春天对孩子来说，是生长发育的高峰时期。黄豆的营养

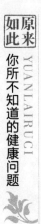

价值非常高,有丰富的蛋白质、矿物质以及钙。而且我们提倡多吃当季的蔬菜,像早春这个时候,当季的蔬菜品种还不多,这时多补充些豆芽,可以提供丰富的营养,尤其对孩子特别好。

问 那绿豆芽行不行?和黄豆芽有差别吗?

专家:从含有的微量元素来看,黄豆芽的微量元素含量高于绿豆芽和其他芽类蔬菜。绿豆芽跟黄豆芽相比,蛋白质和钙的含量均相差甚远,而且绿豆芽所含有的蛋白质营养价值也不高。

问 那我吃黄豆不行吗?一定要吃黄豆芽吗?

专家:黄豆跟黄豆芽的区别是什么?就是维生素 C 的含量。黄豆里面不含维生素 C,发了芽以后才有维生素 C。从补充蛋白质的角度来说,吃黄豆是不错的。但是黄豆芽里有很多维生素的含量是高于黄豆的,比如胡萝卜素比黄豆要多 1～2 倍,维生素 B_2 要多 2～4 倍,而维生素 B_{12} 竟是黄豆的 10 倍左右!除此之外,黄豆芽还含有丰富的维生素 E 和维生素 C,这些都是黄豆所没有的。所以说,从补充维生素的角度来看,那黄豆芽肯定比黄豆好了,就看你要补充什么了。

哪些人不能吃竹笋

问 我们在春天经常吃竹笋,是不是每个人都适合吃竹笋,还是说有些人不适宜吃呢?

专家:并不是每个人都适合吃竹笋,比如说慢性胃炎的人就不适合吃竹笋。不知道大家注意到没有,最近有一些消化系统疾病的人住院很多,且大多数都是胃出血,为什么?就是因为吃了太多的竹笋。我们不是说竹笋不好,春季吃竹笋是很好的,竹笋含有充足的水分、丰富的植物蛋白、脂肪、糖类和大量的胡萝卜素、B 族维生素、维生素 C、维生素 E

以及钙、磷、铁等人体必需的营养成分，具有较高的营养价值和医用价值，但是竹笋是粗纤维，并且含有难溶性草酸，不易于消化，故有胃炎的人以及本身肠胃不好的人就不适合吃。

问 竹笋中也含有草酸吗?这我还是第一次听说,以前光知道菠菜里有草酸的。

专家:对。大家都知道,草酸一旦处理不当,和钙结合,便不容易消化吸收。所以我们在吃笋的时候,可以先用开水把笋烫5～10分钟,再配其他食物炒食,这样既分解了大部分草酸,又能使菜肴无涩感,味道更鲜美。另外,笋尽量不要和海鱼同吃。

春天吃香椿有什么好处

问 春天是香椿上市的季节,多吃香椿有什么好处吗?

专家:香椿的营养还是很丰富的,它可以健脾开胃、增加食欲,并含有维生素E和性刺激物质,有抗衰老和补养滋阴的作用。而且香椿对孩子特别有益。大家知道,孩子肠道里常常有蛔虫,需要药物驱虫,而香椿有一种气味,这种气味的挥发性能透过蛔虫的表皮,使蛔虫不能附着在肠壁上而被排出体外,故可用于治蛔虫病。所以春天孩子应该多吃些香椿。

问 吃香椿的时候有什么讲究吗?

专家:香椿在吃之前,一定要用开水焯一下。每千克生香椿中含有30毫克以上的亚硝酸盐,老叶中更是高达每千克53.9毫克,容易引发亚硝酸盐中毒,甚至诱发癌症。用凉水洗过的香椿中,亚硝酸盐含量为每千克34.1毫克,而用开水烫后仅为每千克4.4毫克。所以,香椿还是用开水烫后再吃比较安全。

春天宜吃什么

问 我喜欢吃韭菜,听说春天吃韭菜好,是这样吗?

专家:春天吃韭菜是很好的,有句话叫"韭菜春食香,夏食臭"。春天气候冷暖不一,这时候人体就需要养阳气,而韭菜性温,最宜人体阳气,故可以适量摄入。不过韭菜不易消化,须注意一次不要吃得过多。

问 一般到了春天,我们家就喜欢吃些野菜。这些野菜凉拌好吃,和鸡蛋一起炒着也好吃。春天吃野菜是好的吧?

专家:春天吃点野菜确实是好的。我们杭州人喜欢吃什么野菜呢?如马兰头、水芹菜等。但是吃野菜也是有讲究的,大多数野菜性寒味苦,能败火,但多吃会伤及脾胃,引发胃痛、恶心、呕吐等轻微中毒症状。如野生荠菜吃多了,会导致脾胃虚弱、血淤气滞。因此,不管吃什么野菜,一定要注意适量,而不要长期和大量食用。另外食用的方法也要正确,食用前必须用开水烫,尽可能地去除潜在的毒素,这样吃下去,才会对我们人体健康有益。

问 如果想补充维生素 C,那我们是不是可以吃番茄、黄瓜、苹果这些啊?

专家:这是一个误区,其实番茄、黄瓜包括苹果的维生素 C 含量并不多。每千克新鲜的苹果中维生素 C 的含量只有 40 毫克。含维生素 C 比较高的食物包括猕猴桃、柑橘等。

问 春天能不能吃山药?

专家:可以的。山药味甘性平、健脾益气,经常食用可提高机体的免疫力。有的人平时容易多汗、反复感冒,这种气虚患者在春季更要增加山药的摄入量,对身体会有益处。

春季不宜吃什么

问 我们一般都是冬天吃羊肉，春天能吃吗？

专家：春季最好少吃羊肉。羊肉的蛋白质含量很高，蛋白质吃了以后很容易发热，而春天人体本身体温也可能比较高，多吃羊肉以后会感到太热了，容易出虚汗，所以宜少吃羊肉。

问 春天菜场里有卖新鲜的黄花菜，能吃吗？

专家：春天确实是黄花菜生长的旺盛季节，以前我们吃的多是晒干的黄花菜，但是现在大家喜欢吃新鲜的，这是不可取的。因为新鲜的黄花菜里含有有毒的秋水仙碱等，如果食用不当，就会出现恶心、腹泻、头昏、口渴、咽干等症状，大量摄食还会导致死亡，所以我们一般不提倡大家吃新鲜的黄花菜。

问 有人说，春季要想健康要吃酸，这是不是指要吃酸的食物？

专家：中医里没有这个说法，西医也没有这么分。那这种说法是从哪里来的呢？就是商家推销商品的一个噱头。其实我们人的身体是弱碱性的，并且这个酸碱度是通过人体机能自我调节的，而不是说你吃点酸的就能调整过来；再者，人体是弱碱性的，是不需要调整的，一旦调整了，反而出事了。

总 结

春天吃的东西真当是有讲究的。胃不好的人不能吃竹笋，吃野菜之前要先烫一烫，羊肉这种上火的东西要少吃，可以吃些韭菜、山药以及蛋白质比较高的黄豆芽。春季养生，从"吃"开始！

17 冬病夏治话养生

"吉吉,这么热的天,你也在看病啊!"阿宝拍了拍排在队伍前面的吉吉。吉吉转身看到阿宝说道:"对啊!冬病夏治不是我们杭州的老传统嘛。"阿宝看着这个长长的队伍,哀怨地说:"你看我们前面后面排了这么多人,就知道这个'冬病夏治'的威力有多大了!"

冬病夏治,顾名思义,就是冬天的一些病在夏天里治疗。冬天发的病,夏天怎么治呢?这个管用吗?带着这些疑问,我们听听专家怎么说。

专家简介

> 傅华洲,中医科副主任中医师,杭州市第一人民医院中医科主任。善于应用中医辨证施治方法与现代医学理论和诊疗技术结合诊治中医内科普通疾病及疑难杂症,擅长治疗免疫相关性疾病,如胶原系统疾病、肾小球肾炎、肾病综合征、支气管哮喘等,并在肿瘤的中药免疫治疗方面有较高的造诣。

什么叫冬病夏治

问 冬病夏治到底是怎么回事?冬天发的病,夏天怎么治呢?

专家:冬病夏治是中医中一个比较传统和特色的治疗方法。对一些寒性的、虚寒型的疾病,要驱除这个病邪的时候,要借东风。借什么东风呢?就是伏天气温特别高,人的气血经络都比较旺盛,那么这个时候我们用热性的中药,能够渗透到人的经络比较深的地方,把一些病邪驱除,来达到治病的目的。

⊙ 我听说过一句话,叫"冬养三九补品旺,夏治三伏行针忙",说的就是这个冬病夏治吧?

专家:是的。现在我们冬病夏治的方法很多,具体可以分为内治法和外治法两种,内治法是内服药的方法,外治法是指外用药物,最常见的就有贴膏药——伏天膏,还有用中药擦背法,其他的有针刺、灸法、拔药罐等。一般针对不同的病,选择合适的方法。

⊙ 我听说贴药膏的时候要选择在入伏的第一天,这个有道理吗?

专家:入伏以后的气温是一年当中最高的,从节气上来讲,它是阳气最旺盛的时候,这个时候也是非常好的治疗时候,所以我们一般的治疗都选择在伏天。比如头伏,我们选第一天,那么二伏,我们也选第一天,这个时间就非常好。另外呢,我们希望治疗开始的时间都在上午。因为如果我们是早上 7 点或 6 点半就开始进行治疗,一个成人的治疗时间是 2～6 个小时,那么到正午的时候就正好是在治疗时间中,也就是说正午的时候其实是最佳治疗时间。

⊙ 贴完膏药后能立刻就见效吗?

专家:大家要记住,冬病夏治是个综合治疗的过程,要在冬天才能感觉出疗效,有些疾病甚至还须坚持几个夏天才能收到明显效果,我们不能因为没看到立竿见影的效果或稍微见效就停止治疗。

哪些人适合冬病夏治呢

⊙ 那哪些病适合冬病夏治呢?

专家:第一是慢性气管炎、哮喘、咽喉炎或者是鼻炎。慢性气管炎大

17

冬病夏治话养生

095

家都知道,主要症状是咳嗽,尤其慢性的咳嗽,冬天发病比较厉害的那一种;还有哮喘,尤其是平时不发作,但是冬天发作频繁的哮喘。第二是类风湿性关节炎和肩周炎等。就比如老寒腿、类风湿性关节炎以及其他的一些关节劳损病。第三是慢性结肠炎等慢性腹泻病。这里我们指的是一些肠胃比较虚寒的病人,他们经常拉肚子,但不包括急性痢疾、肠炎病人。最后还有像冻疮、四肢冰冷这些都可以治疗。我们现在治疗比较多的就是一些寒冷疾病,比如说冻疮、妇科的痛经。最后一类指的是一些亚健康的疾病,比如说容易感冒、体质比较虚等,那么通过冬病夏治可以增强体质。

小贴士

冬病夏治的适应证

第一类:慢性气管炎、哮喘、慢性咽喉炎、慢性鼻炎等呼吸道慢性疾病患者。第二类:类风湿性关节炎、强直性脊柱炎、肩周炎以及其他关节疼痛性疾病患者。第三类:慢性结肠炎、过敏性结肠炎等慢性腹泻病患者。第四类:冻疮、四肢冰冷、畏寒等患者。当然,现在冬病夏治的范围也在扩大,妇科、儿科,包括一些亚健康的人群也可以施治。以上所有病人都有个特点,就是要符合冬病夏治的原则——虚寒性疾病。

问 冬病夏治对年龄有没有什么要求,小孩子和老年人都可以吗?

专家:还是有些要求的。比如说像咳嗽、哮喘病的病人往往不是小孩就是老人,有时中年人也有,但通常都是从小孩就开始治疗了,因为觉得效果非常好,就一直坚持。小病人,我们一般要求在4周岁以上,因为太小的病人说不清楚主诉,而且不能配合。另外一点,太小的孩子皮肤特别娇嫩,很小的刺激都会引起强烈的疼痛,孩子不能耐受,所以我们一般要求在4周岁以上。

贴膏药要注意什么

问 冬病夏治的膏药都是一样的吗?别人的膏药我能不能贴?

专家:一般而言,伏天膏贴分头伏、中伏和末伏三次来贴,而且贴的部位也不是随意的,而是有一定的穴位。这就是为什么贴药膏的日子医院就排起了长龙,就是要请医生来进行。另外,不同的膏药针对的疾病也是不一样的,所以不能拿别人的膏药来给自己贴。

问 贴好膏药后能不能洗澡?

专家:可以洗澡,但要遵循一定的规定。贴膏药需要一个热的环境,在贴的过程中,比如成人在2~6个小时之内就不能冲洗。膏药刚刚拿掉以后也不要立刻冲洗。但是到了晚上睡觉前,就可以用热水洗澡,清洁一下皮肤,但是绝对不能用冷水,不能给背部降温。

问 贴膏药后能不能吹空调呢?

专家:可以,只要温差不要太大就行,而且冷风不要直接对着病人吹,尤其不能对着背部吹。治疗的环境温度只要保持人体不出汗就可以了,比如说空调设置在28℃左右,既不出汗,又可以保证治疗的环境。

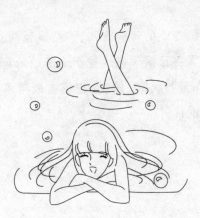

问 治疗期间能吃冷饮吗？

专家：最好不要吃。冬病夏治的机理就在于借助伏天的高温，所以一切跟冷啊、凉啊有关的，空调也好，吹风扇也好，洗凉水澡也好，吃冷饮也好，均应尽量避免。

冬病夏治可以在家治疗吗

问 我觉得每年这个时候去医院排队真的是太麻烦了，有没有什么病是可以自己在家治疗的？

专家：有很多慢性病，包括贴的膏药，是没办法自己在家治疗的。但是也有一些小病是可以的，比如说冻疮。我教大家一个妙招，就是用伏姜轻轻揉搽冬天冻疮患处，每天 1～2 次，连搽 5～10 天就可以见效。

问 我的侄子有慢性哮喘，有什么方法治吗？

专家：我给大家推荐食疗方"萝卜红枣汤"。用萝卜和红枣煮水喝，既可以健脾胃，还可以化痰止咳，对慢性气管炎会有帮助。但是该方子不适合急性气管炎咳嗽剧烈的。

总 结

冬病夏治是我国传统的治病方法，一些慢性病适合冬病夏治，所以大家千万要抓紧时间在三伏天把这些小毛病给治好！冬病夏治要在医生指导下进行，贵在坚持，注意保暖，相信在来年冬天你会有一个强壮的身体抵抗疾病的困扰。

18 秋季养肺重防燥

这几天,咚咚的咳嗽就没停过,妈妈关心地问:"咚咚,你怎么又咳嗽啦?是感冒了吗?"咚咚觉得没什么大碍:"没感冒。我每年秋天都会有这么一段时间,就是干咳,吃止咳药也没什么用,过几天它自己就好了。"妈妈更担心了:"咚咚,你可别不在意,这干咳搞不好就是肺有问题了。上回陪王阿姨去医院,那个医生就是这么和我们说的呢!""真这么严重啊!那我如果还是这么咳,得上医院看看了。"咚咚让妈妈放心,自己会注意的。

咳嗽真的和肺有关系吗?秋天该如何养肺?请专家给我们讲讲秋季肺的保养吧!

专家简介

何迎春,主任中医师,教授,医学博士,硕士生导师,第二批全国优秀中医临床研修人才,中华中医药学会内科分会委员,浙江省中医学会老年分会副主任委员、脑病分会委员、科普分会委员,省级"555"科技创新人才第二层次人员,国医大师朱良春先生学术继承人。从事中医工作30年,擅长于中医、中西医结合心脑血管病、糖尿病、乳腺疾病、老年病、各种疑难杂症及亚健康状态人群的诊治,近年来对肿瘤术后的中医调理、不同体质的中医辨治有独到的见解。

咳嗽为啥会伤肺

问 秋天有段时间我有点咳嗽,就是干咳,没有痰,我觉得没有什么特别不适啊,可是有人说"干咳无痰,马上滚蛋",秋天咳嗽真的很严重吗?

专家:秋天的燥邪非常容易伤肺,伤了肺的咳嗽以干咳为主。其次,我们中医还有一个观点认为,"五脏六腑皆令人咳,非独肺也",就是说咳嗽不仅仅是肺的毛病,五脏六腑、心肝脾肺肾等其他脏腑的病变也可能发生咳嗽。

问 经常干咳会伤到肺吗?

专家:有时候咳嗽肺会痛,就是伤了肺叶。我们中医所说的肺是肺系,包括咽部、气管、支气管,以及西医说的肺,所以咽炎、咽痛这种咳嗽也归到肺。当然,按西医的说法,通常我们一开始患的是气管炎、支气管炎,后期可能就侵袭到肺,造成了肺炎。还有,电视剧里经常会见到有人生闷气,生非常大的气或者跟别人吵架,就会咳血,这在中医里叫做木火刑金,木火指的就是肝火,刑是刑罚的刑,刑了你的金,金指肺。

什么是秋燥

问 我觉得秋天皮肤特别容易干燥,这是什么原因引起的呢?

专家:秋天皮肤干燥就是一种秋燥。肺主气,司呼吸,开窍于鼻,其华在皮毛,而燥邪很容易侵犯肺,肺阴虚便可以导致皮肤干燥,甚至龟裂或者毛发干枯,这就是秋燥在临床上的表现。

问 那什么是秋燥?

专家：所谓秋燥，就是人在秋季感受燥邪而发生的疾病。秋季干旱少雨，燥邪当令。中医认为：燥易伤肺，因为在干燥的气候环境中，人体会产生诸多津亏液少的"干燥症"。秋燥的主要表现有：

1. 肺外合皮毛。秋季出现的皮肤干涩、皲裂，甚至毛发不荣，就和秋燥有关。

2. 肺脏受伤，多有咳嗽。秋之咳嗽，常为干咳无痰或胶痰难咯，谓之"燥咳"。

3. 鼻乃肺之窍，鼻干燥或鼻衄于立秋之后尤为常见，前者几乎无人可免。

4. 喉、咽也分别是肺之门户和肺气之通道，秋燥所袭，往往会导致咽干、口燥、音哑等不适。

问 我还听说有什么温燥、凉燥的，有什么不同吗？

专家：早秋之时，从立秋至秋分，夏日暑热尾气未消，湿邪燥邪合并伤人，称为温燥。温燥极易引起上呼吸道感染、急性支气管炎、各种慢性病复发等。到了中晚秋，从立夏至秋分后，天气转凉，寒邪与燥邪结合伤人，称为凉燥。凉燥除导致上呼吸道感染、咳嗽、哮喘、支气管扩张等病以外，由于寒邪收引、血管收缩，脑血管的病变特别是中风也随之而来，中老年朋友是以上疾病的高发人群，需要引起重视。

如何防秋燥

问 我妈妈说秋天干燥一定要多喝水，是吗？

专家：秋季每日至少要比其他季节多喝500毫升以上的水，一般在2000毫升左右，以保持肺与呼吸道的正常湿度。还可直接将水"摄"入呼吸道，方法是将热水倒入杯中，用鼻子对准杯口吸气，每次10分钟，每日2～3次即可。

问 秋天在家里应该怎么防秋燥呢?

专家:随着工业污染和城市汽车排放量的增加,大气污染也随之加重。人体吸入空气中的污染物后,轻者可出现支气管、肺泡的炎症,重者可引起中毒,甚至癌变。因此,秋日应注意经常开窗通风换气,每日早晚应选择在空气清新处主动咳嗽,清除呼吸道及肺部的污染物,减少肺部损害。中医强调净肺,怎么净肺呢?可以从这么几个方面来做,首先,秋天秋高气爽,早上起来一定要打开窗户通风换气,这是主要的。其次是到空气比较清新的地方去深呼吸,新鲜空气可以滋养肺部。还可以拿一杯开水,轻轻吸到鼻子里去,再轻轻呼出,可能开始会觉得不适,等适应了就好了。临床上很多鼻炎的病人用这个方法,有很好的疗效,特别是过敏性鼻炎。

问 秋天还有什么其他养生方法吗?

专家:笑口常开不仅是治疗百病的"良药",也是促进体内器官年轻的"灵丹",对肺尤其有益。笑或唱歌时,胸肌伸展,胸廓扩张,肺活量增加,可促进肺内气体的交换,从而消除疲劳,解除抑郁,去掉烦恼,有助于恢复体力与精力。此外,秋风落叶,万物凋零,常使人触景生情,尤其是老年人易引起垂暮之感。为此,老年人应调适精神,白天宜以平素所好的事物随意玩乐,并积极参加一些有益而力所能及的社会活动,保持乐观向上的情绪,走出凄凉低落的心境。要宁心安神,保持与世无争、自乐其中的心态。

防秋燥宜吃什么不宜吃什么

问 秋天在吃的方面要注意什么呢?

专家:燥为秋邪,易伤津损肺,耗伤肺阴,因此,秋季应注意食疗以润肺。莲子、芡实、鱼鳔、蜂蜜等有滋阴润肺作用,冰糖银耳汤、黄精秋梨汤、雪梨膏、百合莲子汤、山药莲子汤、芡实山药羹等也有养阴润肺作用，不妨常食。建议大家早晨起来先喝一杯温的蜂蜜水，既能通肠，又能润肺。

小贴士

冰糖银耳羹

将银耳用温水浸泡，待其变软后择去根蒂。把适量的冰糖和银耳放到准备好的汤锅中，加入适量凉开水。将汤锅上火，煮开后用小火炖煮1小时即可。有生津止渴、益气养胃、去燥的功效。

问 很多人秋天喜欢吃梨，吃梨是不是也对肺有好处？

专家：是的，秋天是吃梨的好季节。古人称梨为"果宗"，即"百果之宗"。梨性凉味甘微酸，入肺、胃，能生津润燥，清热化痰，民间有"生者清六腑之热，熟者滋五腑之阴"的说法。生吃梨能明显解除上呼吸道感染所出现的咽喉干、痒、痛、声音嘶哑，以及便秘、尿赤等症状。吃熟梨可滋阴润肺、止咳祛痰，对嗓子具有良好的润泽保护作用。梨还有降低血压、养阴清热、镇静的作用。

问 哪些东西在秋天是不宜多吃的？

专家：燥热伤津的食物要少吃，如煎炸鱼、油条、炒花生、煎蛋、辣椒、花椒、桂皮、生姜等。这些食物属于热性，又在烹饪中失去不少水分，食后容易上火，加重秋燥对我们人体的危害。另外，性寒的瓜果蔬菜也要少吃，吃多了容易腹泻、腹痛。

总 结

秋天是干燥的季节，一定要注意养肺，记得经常开窗通风换气，保持乐观向上的心态，多喝水，同时，注意食疗以润肺。此外，大家也要积极参加户外锻炼，根据温度增减衣服，特别是老年人，要注意保暖，预防感冒。

18

秋季养肺重防燥

19 冬令进补吃膏方

　　小李拿着膏方刚进门，就看到老妈戴着老花眼镜在聚精会神地看电视。"妈，膏方买回来了。你这么认真，看什么呢？"小李好奇地坐在沙发上看了起来。李妈妈看着小李刚买的膏方问："现在的膏方肯定很贵吧？""是啊，一年比一年贵。"李妈妈笑着对小李说："以后我们可以自己做膏方啦！你看，这电视上就是在讲如何自己做膏方的。自己动手，肯定不用这么贵！"

　　在杭州吃膏方的人越来越多，但是价格确实稍微偏贵，有没有什么方法能实惠地吃到膏方呢？答案就是——自己做膏方。但具体该如何制作呢？制作的过程中又需要注意些什么呢？哪些人适合吃膏方呢？这些问题还是请专家来教教我们吧！

专家简介

　　傅华洲，中医科副主任中医师，杭州市第一人民医院中医科主任。善于应用中医辨证施治方法与现代医学理论和诊疗技术结合诊治中医内科普通疾病及疑难杂症，擅长治疗免疫相关性疾病，如胶原系统疾病、肾小球肾炎、肾病综合征、支气管哮喘等，并在肿瘤的中药免疫治疗方面有较高的造诣。

膏方也能自己做吗

　　问 我听说现在有些人是自己做膏方的，这个膏方真的能自己做吗？

专家:膏方是可以自己做的。在清代,慈禧服用的膏方就有不下30种,而且那时膏方在民间就很流行了。

问 自己做膏方有哪些好处呢?

专家:自己做膏方的好处还是比较多的。首先,做膏方的过程其实也是一种乐趣。其次,你看得到各种各样的药材,知道什么东西是道地的,什么是真材实料,心里非常踏实。有时候我们拿着很多药材到外面去加工,心里总是不踏实,比如买了支人参、买了点虫草,加工者到底有没有给我们放进去我们也不知道。再次,自己动手做膏方最主要的是我们可以根据自己的需要来调配它的比例。

哪些人适合吃膏方

问 我听到过这么一个说法,说是孕妇最好不要吃膏方,这个有道理吗?

专家:这个说法不正确。在中医理论里,膏方是一种具有高级营养滋补和治疗预防综合作用的成药。它是在大型复方汤剂的基础上,根据人的不同体质、不同临床表现而确立不同处方,经浓煎后掺入某些辅料而制成的一种稠厚状半流质或冻状剂型。膏方一般由20味左右的中药组成,属大方、复方范畴,且服用时间较长,因此,制定膏方更应注重针对性。所谓针对性,是指应该针对患者的疾病性质和体质类型,经辨证后配方制膏,一人一方,量体用药,方能达到增强体质、祛病延年的目的。正因为是一人一方、量体用药,所以不存在孕妇不宜吃膏方这种说法。

问 小孩子需不需要吃膏方,吃的话效果好不好?

专家:小孩适合吃膏方。小孩根据生长需要可以适当进补,尤其是反复呼吸道感染、久咳不愈、厌食、贫血等体虚的患儿宜于调补。

问 那还有哪些人是适合吃膏方的？

专家：一般来说，下列几类人比较适合：

1. 儿童（原因见上）。

2. 亚健康者：现代社会中青年工作、生活压力和劳动强度很大（主要为精神紧张，脑力透支），同时众多的应酬、无度的烟酒嗜好、长期不足的睡眠及休息，均可造成人体的各项生理机能大幅度变化，抗病能力下降，从而使机体处于亚健康状态，这就非常需要适时进行全面整体的调理，膏方疗法就是最佳的选择。

3. 老年人：由于其生理特性，老年人的各种机能都将随着年龄的增长而趋向衰退，而冬令进补，能增强体质，延缓衰老。

4. 女性：对于女性来说，脾胃主全身元气。脾胃虚弱，元气不足，就容易造成女性衰老。当脾胃正常运转时，脾胃能吸收饮食中的营养，充分滋养全身脏器及皮肤腠理，全身的营养不断得到补充，人的抗衰老能力、生命力便随之增强，脸部就会红润，皮肤就会充满光泽和弹性。所以女性的膏方中要增加补脾胃的药。

5. 慢性病人：原来患有慢性疾病的人，冬令季节可以结合自身病症，一边施补，一边治病，这样对疾病的治疗和康复作用更大。

从目前临床应用膏方的情况来看，不但内科病人可以服用膏方，而且妇科、儿科、外科、骨伤科、五官科的病人都可以服用膏方，气血、阴阳、津液虚弱的病人也都可以通过服用膏方来达到除病强身的目的。

吃膏方的时候有什么要忌口的

问 我听说吃膏方的时候是要忌口的，能不能给我们讲讲吃膏方的时候哪些能吃、哪些最好不要吃？

专家:一般服药期间,应忌食生冷、油腻、辛辣等不易消化及有特殊刺激性的食物。

另外,针对患者的体质,在服用膏方时有一些地方需要注意,具体我们在下面分别叙述。

⊙ 阴虚体质的人有哪些要忌口的?

专家:在服膏方进行滋阴的同时,在饮食上有这样几点需要忌口:

1. 忌食辛热的食品,如羊肉、牛肉等;在烹调作料中不放或少放姜、蒜、葱等调味品;至于甜味食品,如巧克力及其制品更应少吃,甚至不吃,否则,轻则引起口干咽燥,严重时大便燥结,甚至可见出血症状。

2. 忌食海鲜一类发物,如黄鱼、带鱼等。甲状腺功能亢进患者中不少表现为阴虚火旺的症状,在应用滋阴降火药物治疗时,食用海鲜则犹如火上浇油,这些病人以食淡水鱼为好。

3. 忌食不易消化的药食。因为病人消化功能虚弱,不易吸收,又因为阴虚之人常出现大便燥结,此时若在帮助消化的药食中加入润肠之品,可以使膏方中的滋阴药发挥出更好的作用。

小贴士

阴虚体质的人有哪些表现

在临床上可见头晕眼花、口干咽燥、心烦、易于激动、失眠心悸、舌红少苔、脉象细数。

⊙ 阳虚体质的人有哪些要忌口的?

专家:阳虚体质的人应该在饮食上注意以下方面:

1. 切忌滥用温补肾阳的食品。在服鹿鞭、牛鞭、羊肉等药食时,应注意观察有无虚火的病理现象,否则容易助火动血,产生变症。另外,还应注意不少阳虚体质的人脾胃虚弱,运化失常,故饮食上要忌用黏腻。

2. 忌用寒性食品,如柿子、黄瓜等。阳虚体质者易生内寒,可见脘腹时感冷痛,大便稀溏,四肢欠温等,若用寒性食品,则寒象更甚,在炎热夏天，尤其应慎食冷饮瓜果，不能图一时之快而使阳虚体质日见虚弱,变症丛生。

3. 阳虚体质的人气血流行不畅,切忌过多服用厚味腻滞之品,如食肉类制品,也应尽可能除去油脂部分。

小贴士

阳虚体质的人有哪些表现

在临床上可见全身怕冷、面色㿠白或者淡白无华、少气倦怠乏力、大便溏薄、小便清长、舌质淡胖、苔润滑、脉象微细迟无力,对这类病人常用补阳、温阳、壮阳等药食进行调补。

在家怎么制作膏方

问 制作膏方要准备哪些东西？

专家:主要材料为中药饮片,其他还需要一些辅料。

1. **收膏药**:①胶类:临床以阿胶最为常用,其常用量为 250 克左右。龟板胶或鹿角胶也行。②糖类:可用冰糖、砂糖、饴糖、蜜糖,冰糖最为常用。以滋补药为主的膏滋,其用量可在 500 克左右,若处方中苦寒药较多,用量可至 1 千克左右。若用砂糖或蜜糖,其量与冰糖相仿,用饴糖则需用至 2～3 倍。③酒类:优质黄酒 250～500 克,肝病患者不宜用酒类,可用等量冷开水浸泡阿胶。

2. **特殊工具**:①用作锅铲的竹片 1 支,约厚 1 厘米,长 50 厘米,一头宽 4 厘米作为持柄,一头宽 6 厘米削成铲状。②不锈钢筛子一只,直径为 20 厘米。纱布也可。

问 自制膏方具体要怎么做？

专家:膏方制备方法:

1. 浸胶：将阿胶置入黄酒中一昼夜以上，直至其完全融化，待用。

2. 浸药：将饮片倒入凉水中，水面高于药面10～20厘米左右，某些包煎药物，如旋复花、蚕砂、车前子等须用纱布包裹好后投入。浸泡时间约一夜。

3. 煎汁：①容器：最好用陶器、瓷制品，其次是不锈钢或铝锅，不能用生铁锅。②煎煮：开始时水面应高出药面5厘米，一直煎至与药面相平，在其过程中可适当添加热水，以防干涸烧焦，煮沸1小时左右倾出头汁，再加热水煎汁，水面约高出药面3厘米，煮沸45分钟左右，三汁的水面接近药面，煮30分钟左右。

4. 取汁：将所有药汁集中，用筛子过滤，静置一夜，倾出药液，去除沉淀物。

5. 浓缩：将清汁置锅内用大火煮沸浓缩，边煮边用筛子捞去浮沫，每捞一次，即将筛子在清水桶中漂净，待药液转稠，直至用筷子挑起成线或取少许滴于毛边纸上而不渗开，其容积约为清汁的2/5，此为清膏。

6. 收膏：将所得清膏与泡好的阿胶混合，再放冰糖，然后用筛子把此浓膏再过滤一遍，收膏用文火，并用竹片不断搅动铲底，以防焦化，待锅内膏液向上涌动时，用扇子吹散锅面的热气，一则防止沸溢，二则加快收膏过程。等膏液只在锅内沸腾而不再上涌时，预示膏滋即将熬好。此时可以加入兑药（如人参粉、虫草粉等），兑药应缓慢放入，边放边用竹片搅匀。待气泡成黄豆大小时，说明膏滋已熬好。

小贴士

膏方的收膏标准

将竹片从锅内提起，见膏滋向下滴成三角形，即"挂旗"，说明膏方已熬好。要是旗下有滴珠，提示水分尚多，仍须再熬。而"挂旗"大，说明膏滋熬得偏老，适于在暖冬服用；"挂旗"小，说明膏滋熬得偏嫩，适用寒冬服用。

7. 储藏：膏滋药熬成后盛放在陶瓷或搪瓷容器中，该容器应事先洗净消毒并烘干，膏滋药经一夜冷却，第二天方能加盖，以免水蒸气冷凝回流于煎膏中,使膏面稀释。含水量高的膏方易产生霉变现象。膏滋应保存在低温洁净干燥的环境中。

问 有些人会在膏方里加一些像野山参、冬虫夏草等比较昂贵的药材,是不是加了这些药材的膏方效果就一定更好?

专家:并不是说膏方价格越高疗效越好,只有针对性越强才越好。如果说你希望用一些好的、品质高的药材,我觉得这也不是不可以,但不见得贵的就好,而是适合自己的才好。

问 膏方里放糖的话是不是糖尿病人就不能吃了?

专家:糖尿病人忌用冰糖、饴糖、蜂蜜,但是可以用木糖醇或女贞糖来代替。

总 结

自己动手制作膏方既实惠又有乐趣,大家不妨先请专业医生根据你的体质状况开出不同的处方,自己在家制作膏方。对于膏方的疗效,药材贵不贵是其次,关键是要对症。而且吃膏方的时候一定要注意哪些食物不宜多吃。

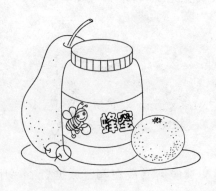

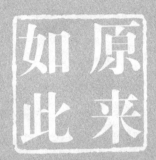

YUANLAIRUCI

下篇

想长寿就一定要吃素吗？为什么糖尿病的人不能喝粥？吃豆腐乳会不会致癌？『看风水』到底有没有道理？哪些花能放在家里，哪些花不能放？瓜果蔬菜中的农药用什么方法清洗最好……我们的日常生活饮食中有哪些健康隐患？你的饮食习惯是否健康？你的居家生活是否安全？一起来听听专家的建议吧！

20 食物分阴阳,吃对才健康

中国古代养生讲阴阳调和,认为人的体质有阴阳之分,饮食也有阴阳之分。那么什么是阴阳?你对自己身体的阴阳属性了解吗?平时吃的食物的阴阳属性又是怎样的呢?不同体质的人适合吃不同的食物,应该怎么搭配才更健康?下面让我们来听听专家的意见吧。

专家简介

汤军,浙江省中医院治未病中心主任,预防保健科科长,主任中医师,国家二级健康管理师,第四批全国老中医药专家学术经验继承人,杭州电视台特聘养生专家。擅长于呼吸系统疾病及其他内科病冬病夏治、冬令膏方;体质评估,亚健康状态综合调理;烟草依赖的中西医结合治疗。

人体也有阴阳吗

问 古代说阴阳调和,人体的阴阳是不是和性别有关?

专家:那是按照表面来划分阴阳的,其实不是的。我们人的阴阳,是指人体体内的寒热。自我感觉怕冷的,那可能就是寒性的,也就是阴的。

问 从外表能看出一个人是阴还是阳吗?

专家:能。我们可以看脸色,脸色红润有光泽的就是阳性体质;脸色苍白的就是阴性体质。

问 如果光从脸色看不出自己是阴是阳,还有其他什么方法吗?

专家:我们还可以从自己的分泌物来看。分泌物就是大便、小便、痰、鼻涕、口水这些。如果这些东西都是比较黄、比较干的,比如容易便秘的人,那就是阳性的体质。如果相反的话就是阴性体质,比如拉肚子,小便、鼻涕比较清、稀的人就偏阴性体质。

问 人的阴阳和性格有关系吗?

专家:有的。从性格上可以看出一个人的精神状态,如果这个人是烦躁不宁的,说明是热性体质,也就是我们说的阳性体质。

问 中医经常看舌苔也是为了看阴阳吗?

专家:如果舌头是红的,舌苔是黄的,这个人就是热性的体质。如果舌头颜色非常淡,上面的苔是白色的,就是寒性体质。

问 人的阴阳会不会改变?因为女生来经期的时候会特别怕冷。

专家:经期的时候是不会改变人体内的阴阳的。反倒是更年期的妇女,还有孕妇,在这个特别时期,我们的阴阳是会改变的。我们通常说,孕妇吃东西产前宜凉、产后宜温,就是这个道理。

哪些食物是阴,哪些食物是阳

问 食物的阴阳是怎么回事呢?

专家:我们所说的食物的阴阳就是寒热。一般情况下,可从食物的颜色、味道、生长环境、地理位置、生长季节几方面来辨其寒热阴阳。

问 那什么颜色的食物偏阴,什么颜色的食物偏阳呢,是不是颜色浅的就偏阴呢?

专家:一般来说,颜色偏绿者,性偏寒;颜色偏红者,性偏温。绿色植物接近地面,吸收地面湿气,故而性偏寒。颜色偏红的植物虽与地面接近生长,但果实能吸收较多的阳光,故而性偏热。

ⓘ 味道和阴阳也有关系吗?

专家:是的。味苦、味酸的食品偏寒;味甜、味辛的食品偏热。味苦、味酸的食物有苦瓜、苦菜、芋头、梅子、木瓜等。味辛、味甜者由于接受阳光照射的时间较长,所以性热,如大蒜、柿子、石榴等。

ⓘ 阴阳和生长环境也有关系吗?

专家:有。水生植物偏寒;陆上植物偏热。陆上植物由于长期埋在土壤中,水分较少,故而性热,如花生、土豆、生姜。背阴植物偏寒,向阳植物偏热。背阴朝北的植物吸收的湿气重,很少见到阳光,故而性偏寒,比如蘑菇、木耳等。而生长在空中或有向阳性的植物,比如向日葵、栗子等,由于接受光照充足,故性偏热。

ⓘ 阴阳属性和季节也有关系吗?

专家:有。冬、夏季食物性寒,春、秋季食物性热。在冬天生长的食物,因为寒气重,故而性偏寒,如大白菜、香菇、白萝卜等。在夏季生长的食物,由于接收的雨水较多,也性寒,如西瓜、黄瓜、梨等。

	平补(中性)	清补(阴性)	温补(阳性)
豆、油类	蚕豆、豌豆、黄豆芽、豆腐皮、黑芝麻、花生油	绿豆、绿豆芽、赤小豆、豆腐、米仁	菜子油、豆油
鱼、肉、蛋类	猪肉、牡蛎、带鱼、泥鳅、鳗鱼、鳖	鸭肉、兔肉、蟹、海蜇、海螺、鲫鱼	鸡肉、乌鸡肉、羊肉、牛肉、文蛤、黄鱼、鳝鱼、海虾
蔬菜类	南瓜、黄瓜、卷心菜、胡萝卜、木耳、番茄、芋头	冬瓜、苦瓜、茄子、紫菜、海带、芹菜、菠菜、蘑菇、藕、茭白、丝瓜	榨菜、洋葱、香菜、姜、葱
水果类	无花果、苹果、栗子、葡萄、枸杞子	梨、甘蔗、柚子、香蕉、百合、柿子、李子	桃、杨梅、金橘、荔枝

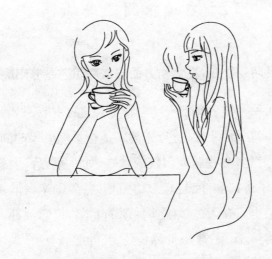

怎么用阴阳来搭配食物

问 如果我的体质是阴性的,那么我该吃阳性还是阴性食物呢?

专家:如果你本身是寒性体质的,再吃阴性的食物就如同雪上加霜,可能会导致拉肚子、胃部不适等问题。又比如你是热性体质的,再吃阳性的食物就像火上浇油,会导致出鼻血等。

问 虚胖的人应该怎么吃呢?

专家:这类人平时过食肥甘,水液内停而痰湿凝聚,对梅雨季节及湿环境适应能力差,舌苔白腻,脉滑,易患高血压、糖尿病、肥胖症、高脂血症、痛风、冠心病、代谢综合征、脑血管疾病等,故饮食应以清淡为原则,可多食葱、蒜、海藻、海带、冬瓜、萝卜、金橘、橘子、芥末等具有辛温燥湿、淡渗利湿和化痰散结作用的食物。生米仁健脾化湿,也可常吃。少食肥肉及甜、黏、油腻的食物。

春天应该养阴还是养阳

问 春天是阴还是阳?在食物方面应该养阴还是养阳呢?

专家:中医说春夏养阳。春天是阳气生发的季节,要顺应天时的变化,通过饮食调养阳气以保持身体健康是春季养生保健的一个重要方面。故春季应适当多吃些温补阳气的食物,如韭菜、葱、大蒜等。李时珍在《本草纲目》中说:"韭叶热根温,功用相同,生则辛而散血,熟则甘而补中,乃肝之菜也。"春天适量吃些性温的韭菜,可起到补人体阳气、增强肝和脾胃功能的作用。葱一身都是药,其叶能利五脏、消水肿,葱白可通阳发汗、解毒消肿,葱汁可解毒、活血止痛,葱根能治痔疮及便血。大蒜有解毒去淤之功,每天吃几瓣大蒜,对预防春天的呼吸道和消化道传染病有良好作用,并能清洁血液,有益于心血管健康。

问 冬天已经进补的人,春天还要养阳吗?

专家:冬天进补过的人,不能让肝木过甚,到了春季要多吃些凉性食物,如马兰头、荠菜、香椿、马齿苋、蕨菜等野菜和芹菜、冬瓜、荸荠等蔬菜;有明显上火症状的人可食绿豆、金银花、菊花、莲子心等。也可喝些枸杞茶和菊花茶,都能起到清热去火的作用,使肝火、肝木不太旺,保持机体阴阳平衡。

总 结

看了专家的介绍,你发现了中医的奥秘了吧。养生讲究阴阳平衡,食物的阴阳要与人体自身的阴阳属性相搭配才能起到作用。对于一些特殊人群,专家也特别提示了要注意的事项。尤其是春天很多病都会复发,每个人都要根据自身情况适当地调节饮食,这样才会更健康。

21 吃素可以长寿吗

现在生活水平提高之后，人们的饮食结构改变了，有的人吃肉吃出许多毛病，比如高血压、高血脂、脂肪肝，但是素食就一定对健康有好处吗？你是哪类素食主义者呢？很多人说吃素能长寿，这是真的吗？我们平时应该怎样科学搭配饮食中的荤素比例？以上问题，相信你看了专家的讲解之后就知道了。

专家简介

冯磊，博士，教授，硕士生导师，浙江农林大学健康管理系主任，卫生部营养与健康项目组专家。中国保健营养理事会常务理事，中国学生营养促进会理事，浙江休闲与养生协会副秘书长，浙江省食品协会理事，浙江省饮料协会理事和浙江省保健食品协会理事。主要研究方向为营养与养生，保健与健康管理。

你是素食主义者吗

小贴士

小测试：假如有以下几种食品，根据饮食习惯，你会吃哪些？

A.纯植物食品　B.奶制品　C.蛋类(鸡蛋、鸭蛋等)　D.肉类

⊙ 这个测试题该怎么选呢？如果我选了 A 和 C，说明什么？

专家：如果你的答案是 A，说明你是传统的素食主义者。坚定地只

吃纯植物制品,一点鱼、肉、蛋、乳都不沾边。

选择 A+B 的人是乳素食者,他们的饮食相对比较科学,但是单纯吃奶制品和纯植物食品,还是会导致很多营养元素缺乏。

选择 A+B+C 的人是乳蛋素食者,是素食里面相对较健康的人群了,营养比较全面而且均衡,但是很多营养还是必须通过肉类来补充的。

选择 A+B+C+D 的人是新素食主义者,他们奉行的是基本吃素,不绝对拒绝肉食,坚持动植物食品混食的饮食原则。

这个是目前国际素食界对吃素人群大体上的一个分类。

只吃素对身体好不好

问 "有钱难买老来瘦",年纪大了,吃肉不容易消化,容易生病,是不是还是吃素好?

专家:这种说法有一定道理。对于老年人来说,吃素确实对身体是好的,但是我们提倡的是偶尔吃肉,或者是像新素食主义那样去吃。其实,从营养学角度来看,最科学合理的是新素食主义者,其次为乳蛋素食者,再次为乳素食者,不提倡净素食的饮食方法。

问 吃素真的可以减肥吗?

专家:这句话是有一定的道理的。一般的话,吃素确实可以起到一定的减肥效果,但是它的副作用也挺大的,故我们一般不提倡通过吃素食减肥。如果我们长期吃素的话,就会引起新陈代谢紊乱,对身体不好。

问 至少吃素不会得高血压、脂肪肝吧?

专家:其实这个观点是不对的。很多人认为脂肪肝是肥胖一族的专利,这是一个误区。事实上,瘦人同样也可能患脂肪肝,不过这种脂肪肝并非营养过剩所引起,恰恰相反,是由于营养不良所导致。这一类人群,常年坚持素食和节食,使营养摄入不能满足机体需要,体内缺少蛋白质和维生素,从而引起脂肪肝。

问 准备怀孕的人还是以不要吃素为好,冯老师,你说对不对?

专家:对的。女性长期吃素,可能会对她的生育功能造成影响,严重的会导致不育,因为吃素会对体内激素分泌造成破坏性影响。

吃素真的能长寿吗

问 寺庙里的和尚们都是吃素的,但是和尚的身体也都挺好的,很多也长寿,这是什么原因?

专家:其实和尚虽说吃素,但他们的饮食构成里面有个最好的东西,就是会吃很多豆制品,从而补充很多蛋白质,其补充的蛋白质的数量是足够的,只是质量没有动物性食物来的好。

问 那么吃素到底能不能长寿呢?

专家:国外的调查显示,素食者的平均寿命确实要比社会平均水平高。或者说在一定时期内,净素食者的死亡率确实比杂食者低。

问 看来吃素真的可以长寿,那是不是大家都应该吃素呢?

专家:其实长寿与否和生活方式还是有很大关系的。通过调查发现,很多素食者往往节制饮食,抽烟、酗酒的比例也比社会平均水平低,也就是说,如果你坚持健康的生活方式,比如不抽烟、不酗酒、节制饮食等等,那么吃肉的人健康长寿的可能性会跟吃素的人一样大。

怎样科学搭配荤素

问 既然吃素和吃肉都能健康,那多吃肉不是更好吗?

专家:我们虽然讲完全吃素未必好,但是并不是说大家就不要吃素。我们强调的是饮食要合理搭配,尤其是对于中老年人来说,更是如此。我们提倡的素食,并不是让你"永生不知肉味",而是倡导一种多吃蔬菜、水果,少吃肉的理念。

问 荤素搭配我们都知道的,是不是一半对一半好?

专家:其实这种比例是不对的。从保健角度来说,第一原则是要多吃高纤维食品,简称多吃素,也就是吃素占到首位,而且越是年纪大的人,越要转变饮食模式,少肉多素。

问 也就是说,肉要少吃但是不能不吃,是吗?

专家:对。人一旦吃肉吃多了,对身体是非常不利的。因为人的肠道过长,吃进去的大量肉类需要更多的胃液来消化,但人类的进化缺陷就是:人的胃酸分泌量比其他肉食动物要少,这就意味着我们的胃其实并没有办法快速地消化我们所摄入的肉类,一旦吃进肚子里的肉腐化,就容易导致病变,有害病菌在胃部繁殖,是诱发胃癌的原因之一。

总 结

完全吃素会带来很多问题,当然,物极必反,吃多了肉也会影响健康。看了专家的介绍,只崇尚吃素的你是不是应该做一个新素食主义者?蔬菜、水果多吃点,荤菜少吃点,但不能拒绝,要合理搭配。长寿与否和人的生活方式密切相关,不抽烟、少喝酒、饮食平衡节制才是长寿之道。

22 皇帝的早餐

随着生活节奏的加快，很多年轻的上班族都不吃早餐，或者在路边随便买点吃的。有些老年人呢，习惯在家把剩菜热一下，然后把剩饭泡一泡就当早餐了。这些吃早餐的观念对健康有什么影响吗？有一句话说的是"早餐要吃得像皇帝"，为什么呢？不同的人应该怎样搭配早餐呢？在吃早餐的问题上还有什么误区？让我们请专家讲讲"皇帝"的早餐吧。

专家简介

章红英，杭州市红会医院营养科主任。主要从事营养指导，营养与食品安全知识传播，人体营养状况评价、管理和指导，膳食营养评价、管理和指导，对食品及配方进行营养评价等方面的工作。

剩饭剩菜当早餐好不好

⊙ 我妈妈经常因为怕浪费而把剩饭、剩菜当早餐，这样好不好？

专家：不少妈妈都会在做晚饭时多做一些，第二天早上给孩子和家人做炒饭，或者把剩下的饭菜热一下当早餐，其实这样并不好。因为剩饭剩菜隔夜后，蔬菜可能产生亚硝酸（一种致癌物质），吃进去会对人体健康产生危害。

⊙ 隔夜蔬菜会产生致癌物，那么荤菜呢，比如一些鱼、肉什么的？

专家:把这些荤菜和剩饭一起吃,长期食用肯定是摄入了高脂、高盐饮食。

问 用泡饭代替粥,可以吗?

专家:泡饭不能取代粥。从米饭中我们除了摄取碳水化合物以外,主要还摄取 B 族维生素。隔夜的剩饭当泡饭的话,B 族维生素在重复加热的情况下活性就会降低,导致很多营养的流失,所以泡饭其实是没什么营养的,并且它不像粥那么容易消化。

早餐吃中式快餐好还是西式快餐好

问 我们早餐经常是豆浆加油条,这样有营养吗?

专家:很多人从小在爷爷奶奶的带领下,习惯了早上吃油条加豆浆。油条是高温油炸食品,跟烧饼、煎饺等一样都存在油脂偏高的问题,这些食物经过高温油炸之后,营养素会被破坏,还会产生致癌物质,而且油条的热量也比较高,其中的油脂难以消化,再加上豆浆也属于中脂性食品,这种早餐组合的油脂量明显超标,不宜长期食用。

小贴士

早餐一定要有蔬菜或者水果,豆浆加油条的吃法最好少吃,一星期不宜超过 1 次,而且当天的午餐、晚餐必须尽量清淡,不要再吃炸、煎、炒的食物,并多补充蔬菜。

问 像肯德基那样的西式早餐好不好?

专家:西式快餐如汉堡包、油炸鸡翅等一向是时尚人群的饮食偏好。现在不少快餐店也提供这样的早餐,如汉堡包加咖啡或牛奶、红茶,方便快捷而且味道也不错。但这种高热量的早餐容易导致肥胖,长期食用油炸食品也会对身体产生危害。如果要用西式快餐当早餐,则午餐和晚餐必须食用低热量的食物。另外,这种西式早餐存在营养不均衡的问题,热量比较高,但却往往缺乏维生素、矿物质、纤维素等营养。

小贴士

选择西式快餐做早餐,应该再加上水果或蔬菜汤等,以维持营养均衡,保证各种营养素的摄入。另外最好不要长期食用西式快餐。

早晨不吃早餐或只吃水果是不是可以减肥

问 听说早晨吃蔬菜、水果加酸奶可以减肥,是真的吗?

专家:这类早餐一般很受女性欢迎,但其实是一个误区。很多人都错误地认为主食仅仅提供热量,跟营养挂不上钩,其实碳水化合物也属于营养的范围,而且对人体极为重要。如果没有足够的热量供给,人体就会自动分解脂肪、蛋白质来释放热量,长此以往,会造成营养不良,并导致身体各种功能的削弱。另外,酸奶和番茄、香蕉、雪梨、李子、杏等口味上呈酸性的、粗纤维的水果,都不宜空腹食用。所以这类早餐还应该增加面包、馒头等主食,这些谷类食物不但可以使人体得到足够的碳水化合物,还有利于牛奶的吸收。

问 很多人减肥都不吃早餐,这样对不对?

专家:想要减肥的人就更应该吃早餐了,因为不吃早餐反而会增肥。为什么呢?因为不吃早餐,人在中餐和晚餐所摄入的食物就更容易吸收,而这时候吃下的食物最容易转化成皮下脂肪储存起来。所以,要想减肥,早餐必须要吃!

问 听说不吃早餐的人容易得胆结石,是真的吗?

专家:是的,而且不仅仅是胆结石,经常不吃早餐的人还会出现许多问题。

1. 反应迟钝。早餐是大脑活动的能量之源,如果没有进食早餐,机体内无法供应足够血糖以应对消耗,便会感到倦怠、疲劳、脑力无法集中、精神不振、反应迟钝。

2. 慢性病。不吃早餐,饥肠辘辘地开始一天的工作,身体为了取得动力,会动用甲状腺、副甲状腺、脑下垂体之类的腺体去燃烧组织,除了造成腺体亢进之外,更会使体质变酸,患上慢性病。

3. 肠胃可能要"造反"。不吃早餐,直到中午才进食,胃长时间处于饥饿状态,会分泌过量胃酸,容易造成胃炎、胃溃疡。

4. 便秘"出笼"。在三餐定时情况下,人体内会自然产生胃结肠反射现象,简单地说就是促进排便。若不吃早餐成习惯,可能会造成胃结肠反射作用失调,导致便秘。

怎样吃早餐更好

问 上班族早餐吃什么好呢?

专家:中年人因为肩负工作、家庭两大重任,身心负担相对较重,所以为减缓中年人的衰老过程,其饮食既要含有丰富的蛋白质、维生素、钙、磷等,又应保证低热量、低脂肪。可以选择脱脂奶、豆浆等饮料,粮食方面比较简单,一般的馒头、面包都可以,最好不要吃加了油的那种面包。还可以选择吃个水果。如果要吃鸡蛋的话,最好不要吃蛋黄。同时,早餐还可以吃些菜,如菜包子之类的,葱、青菜、萝卜也可以,但是量不宜太多,只要把粮食的一些分量换过来就行了,水果也可以。至于饮料,有 200～250 毫升就可以了。

问 那小朋友该怎么选择早餐?

专家:儿童正处于生长发育的旺盛时期,补充丰富的蛋白质和钙相当重要。首先要尽量少吃含糖量较高的食物,以防引起龋齿和肥胖。在条件许可的情况下,儿童的早餐通常以一杯牛奶、一个鸡蛋和一两片面包为最佳。牛奶可与果汁等饮料交替饮用。面包有时也可用饼干或馒头代替。幼儿一般吃些营养粥、面条等;而儿童则主要以蛋羹、麦片粥、牛奶蛋花为主。

问 那么老年人呢?

专家:老年人最好每天吃一个鸡蛋,但也要看情况而定,三高人群就不宜吃。

问 我们上班族平时吃早餐的时间很少,有时候就随便在路边买点吃的,这样的早餐可以吗?

专家: 其实这样是很不好的。上班一族的早餐都是在匆忙中解决的,尤其是住处离单位远的,早餐往往都在路上解决。小区门口、公交车站附近卖的包子、茶叶蛋、肉夹馍、煎饼果子等食品,是他们的第一选择,买上一份就边走边吃。但这样边走边吃对肠胃健康不利,不利于消化和吸收。另外,街头食品往往存在卫生隐患,有可能导致病从口入。

问 吃早餐的时间有没有讲究呢?

专家:两顿饭的间隔最好合乎胃肠道的消化规律。一般我们主张早、中、晚三餐各隔开 4～5 个小时。一般人吃了一顿混合型的饮食，即有蛋白质、有碳水化合物、有脂肪的饮食，其在胃里面储存 4～5 小时之后就基本排空了，所以，早上七八点钟吃早餐是最好的。

小贴士

如果选择街边小摊食品做早餐，一是要注意卫生，二是最好买回家或者到单位吃。尽量不要在上班路上吃早餐，以免损害健康。

问 吃早餐还有什么要注意的地方吗?

专家:早餐的关键是营养搭配要好。不能一年四季每天都吃同样的东西，要换着花样来吃。还有就是早餐不要吃得太油腻，要根据自身的特点及身体的一些状况选择不同的食物来丰富早餐的营养。

总　结

看了专家对于吃早餐的讲解，我们知道不吃早餐或者错误地吃早餐都会影响到我们的健康。所以我们不管多忙，都要记得每天按时吃早餐，而且要选择适合自己的营养搭配。早餐如此重要，为了自己和家人的健康，还是早一点起床做一顿营养丰富的"皇帝"早餐吧。

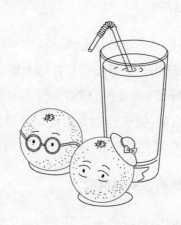

23 看懂食品标签

平时在商场买食品的时候,很多人不去看标签,只管喜不喜欢吃。有的人会看看生产日期,防止吃下去过期的食品,还有一些细心的人会看看食品里面有什么成分,该食品是用什么原料做的,有没有添加剂等等。那么我们看食品标签究竟应该看什么?一些食品是不是真的具有其名称所说的营养?什么样的标签代表着食品质量安全呢?如果你不知道这些的话,就看一看专家的解释吧。

专家简介

> 杨敏,博士,就职于浙江大学医学院公共卫生系、浙江大学营养与食品安全研究所。浙江省营养学会副秘书长,常务理事,妇幼营养专业委员会副主任委员,营养与保健食品专业委员会委员。
>
> 主要研究方向:肥胖与体重管理、代谢综合征和糖尿病的饮食干预、健康教育及健康管理、保健食品的开发,擅长成人咨询及儿童肥胖、糖尿病饮食、代谢性疾病营养干预。

看食品标签应该看什么

问 我们很多人买食品的时候都只看生产日期忽略了其他,请问,我们看标签应该看些什么呢?

专家:其实食品标签是生产企业传达给消费者有关食品信息的重

要介质,如食品的属性、来源、营养素含量、食用方法等等。所以,我们经常建议消费者在购买食品前,首先要看看配料表和营养标签,然后选择自己熟悉、信任的品牌或者厂家,最后才是保质期和其他一些信息。

怎么看营养标签

问 您说的营养标签我感觉都没看到过,是不是只有营养品才会有这个标签?

专家:营养标签是食品标签上有关该食物营养特性的说明,包括营养成分表和附加的营养信息。其主体是标准化的食品营养成分表,以及一些附加的营养信息,包括营养声称(营养含量声称、含量比较声称、营养功能声称和减少疾病危险的声称)。食品标签营养素参考值(NRV)的百分比是绝对数值和相对数值,如每 100 克食品能量由低到高为:<40卡、40～100 卡、>100 卡。

小贴士

食品营养标签参考表(每 100 克食品含量)

奶:蛋白质 2.9 克,脂肪 3.1 克,非脂乳固体 8.1 克

高蛋白:>6～12 克

低脂肪:<1.5～3 克

低糖:<5 克　无糖:<0.5 克

高钙:>120～240 毫克

怎样看懂配料表

问 我们看食品配料表上有很多营养素,是不是这样的食物就属于健康食品?

专家：一种食品是否健康、有营养价值，最重要的是取决于它的主料是否健康、有营养价值，如果主料营养价值很低，就算是添加了很多营养素配料，也不能划入健康食品的范畴。

🔘 那配料表上主料的营养价值我们该怎么看呢？

专家：其实只要看排列顺序就可以了。根据国家的相关要求，产品配料表的各种成分是按加入量从高到低依次排列的，我们可以通过这个排列次序来预测它们的营养价值。

> **小贴士**
>
> **常见食品配料表**
>
> 饼干类：小麦粉、食用植物油、食用盐、食品添加剂、全脂乳粉、碳酸钙、酵母、酵母提取物、葡萄糖粉、维生素 D
>
> 饮料类：水、葡萄糖、白砂糖、食品添加剂、食用香料
>
> 糖果类：麦芽糖、柠檬酸、维生素 C、食用香料

怎么看标签识别食品安全

🔘 什么标志能直接看出食品的质量安全？

专家：食品上 QS 的标志，下面有质量安全四个字。这是对食品最基本的要求，没有这个标志的食品就不能进入市场。S 有生产许可的意思。只有有生产许可证的企业制造的食品才能进入市场。

🔘 有绿色食品标志和有机食品标志的食品哪个更好？

专家：有机的更好。绿色食品可以适当使用一些允许使用的农药，包括合成的农药等等。当然，在它的生产、运输、储存过程中，也有些环保的要求。而有机食品除了上述要求以外，还不允许使用、添加化学合

成的农药,所以相比较来说还是有机食品好。

怎么看标签而不被食品名称误导

问 很多人都喜欢买全麦面包,是不是黑乎乎的面包就是全麦面包?

专家: 全麦是指用没有去掉外面麸皮和麦胚的全麦面粉制作的面包,它的特点是颜色微褐,肉眼能看到很多麦麸小片,吃起来口感比较粗糙。现在有些企业用白面包来做全麦面包,使用焦糖色素来将其染成褐色,所以并不是黑的就是全麦面包。

问 我们经常看到补钙、补铁的产品,这些食品真的能补钙补铁吗?

专家:有些产品标签上面会用补钙、补铁的噱头来诱导消费者,其实营养表上有些补钙产品对人体并不能起到多大的补钙作用, 其作用微乎其微甚至可以忽略不计。

问 无糖产品我最喜欢了,减肥的时候都会买,看标签就能看出来吗?

专家:无糖产品指的是没有额外添加糖类的甜味剂,或用糖醇、低聚糖和其他代糖品的食品。对于声称无糖的产品,糖尿病病人不仅要看其有糖无糖,还要看其热量、脂肪、膳食纤维含量的高低。

问 我们买巧克力经常会看到其成分表中有"代可可脂",这和巧克力的成分一样吗?

专家: 高质量的巧克力可可的成分比较高, 一般含量应该在65%～90%。在生产巧克力时,还会另外加入天然的可可油。如果标签中有"代可可脂"这样的字眼,无疑就是廉价产品了。牛奶巧克力更甜,黑巧克力则要健康些。还有,给儿童挑选巧克力时,最好选择没有颜色的可可产品,可避免食用人造色素。

怎样从标签区分果汁和果汁饮料

问 如何最直接地从包装上区分果汁和果汁饮料?

专家:多数时候我们可以从食品名称、产品类别上进行区分。果汁饮料往往在包装上标有"果味饮料"、"饮品""10%、30%、100%含量的果汁"等字样,但是有时候类似的字样通常字体很小、颜色不明显,有些印在包装的侧面,需仔细查看才能分辨清楚。

问 有的产品会把饮料两个字写得很小,让我们误以为是牛奶、果汁,怎么办?

专家:是的,有时候如果类别不是很清楚的话,我们可以进一步通过配料表来确认。像果汁饮料,在配料表里面就会显示水(往往排在第一位)、甜味剂、果味剂、防腐剂等,它们的营养成分和真正的牛奶和果汁相差悬殊,千万不可混为一谈。

总 结

看着专家的讲解,我们知道食品标签对于我们的健康是很重要的,买东西不能只看生产日期。如果你以前经常忽略营养标签,以后就要根据自己的营养需求,看了标签再购买食品;有很多食品它的营养价值并不高,要仔细看看配料表,不能被名称误导了。买食品还要买有 QS 标志的,最好是有机食品。有了这些知识,你也能成为选购食品的专家!

24 食品添加剂知多少

近年来,食品添加剂违规的案件时有发生。经媒体曝光之后,很多人对于食品安全格外小心,看到配料表中有食品添加剂都不敢买。那么,是不是所有食品添加剂都有害?我们常说的防腐剂是指什么?你对于常见的食品添加剂了解多少?有一些食品中含有反式脂肪酸,对人体有害,你知道是什么吗?关于食品添加剂,还是看看专家的说法吧。

专家简介

丁玉庭,浙江工业大学生物与环境工程学院硕士生导师。主要从事猪 PSE 肉与正常肉生化特性的比较研究、黑豚的深加工开发、鱼肝油的光氧化及其防止研究、抗血栓高纯度注射用蚓激酶、自动温度调控阀等项目的研究。

防腐剂究竟是什么

回 食品标签里哪一个指的是防腐剂呢?

专家:苯甲酸钠是最广泛使用的一种防腐剂。因为苯甲酸钠抑菌效果比较好,是一种广谱性的抑菌剂。山梨酸钾是最安全的一种防腐剂。现在,在广泛使用的一般以苯甲酸钠为主,因为它的抑菌效果更好一些,特别是对酵母菌之类。碳酸饮料如可口可乐里就含有苯甲酸钠。

Ⓠ **防腐剂对人体有什么害处?**

专家:在 1980 年时,国际上认为苯甲酸钠有致畸胎的作用。美国这几年也进行了调查,发现 500 万癌症病人里面防腐剂引起的癌症病人只占 3%,还有 50%以上是食品受到污染引起的。

Ⓠ **那为什么食品中要放防腐剂呢?不放防腐剂不是更安全吗?**

专家:很多食品,比如糕点不放防腐剂容易生长黄曲霉菌,这个是很强的致癌物质。另外假如食品里面没有防腐剂,则微生物繁殖会很快,微生物产生了毒素之后,不仅食品的营养风味没有了,而且微生物产生的封闭性毒素被人吃了之后反而更容易中毒。

Ⓠ **有没有规定哪些食品里面不能放防腐剂的?**

专家:有。比如说卤味加工的地方就不允许放防腐剂。另外罐头、奶粉里也不允许放。应该说只要食品本身不会引起微生物繁殖的就不加防腐剂。

常见的食品添加剂有哪些

Ⓠ **还有哪些食品添加剂是我们经常会碰到的呢?**

专家:例如增稠剂,还有我们吃的色素、香精类的;一些营养强化剂,比如 AD 钙奶。有些着色剂除了颜色之外还提供营养,比如 β 胡萝卜素,6 个 β 胡萝卜素分子可以合成一个维生素 A。

Ⓠ **膨松剂是什么?对人体好不好?**

专家:生物膨松剂如酵母,食物通过其发酵之后营养反而更好,维生素含量更高。假如是化学类膨松剂,只要没有明矾也没害处。有明矾添加剂就有铝的成分在里面,会引起老年痴呆症。

问 听说有些食品添加剂里有二氧化硫,这不也是化学物质吗?

专家:二氧化硫听着像化学物质,但其实食品添加剂里比如亚硫酸氢钠、焦亚硫酸钠、保鲜粉都是二氧化硫类的添加剂。它们在桂圆、荔枝、蜜饯还有食用菌、蘑菇里都是允许被添加的,标准是每千克食物里面含 20 毫克。添加二氧化硫最主要的目的就是对酶活性的抑制,还有就是使微生物的生长繁殖受到抑制,因为它是强还原剂。比如我们经常碰到的,新鲜荔枝买回去没多久就发黑了,这是因为运输的时候是用冰袋降温的,里面还有保鲜粉,保鲜粉就是多酚氧化镁。

二氧化硫可致人体过敏,所以有二氧化硫的新鲜荔枝等还是要少吃,而且荔枝吃多了还会引起低血糖症。

问 为什么有些食物里有胭脂红,胭脂红不是做胭脂的吗?

专家:胭脂红在古代是老百姓指的仙人掌上的寄生虫色素。现在的胭脂红是化学合成的一种色素,这种色素在食品里用是安全的,并不是古代的那个胭脂。

反式脂肪酸是什么

问 人们常说反式脂肪酸不好,这反式脂肪酸到底是什么?

专家:反式脂肪酸会直接导致心血管疾病,对婴儿的中枢神经发育会有影响,也容易引起老年痴呆症的发生,还会使妇女得糖尿病。

问 什么东西里含有反式脂肪酸?

专家:食品配料中含有"人造奶油"、"起酥油"、"氢化植物油"、"氢化脂肪"、"酥油"等字眼的,就有可能含有反式脂肪酸。我们吃的汉堡、

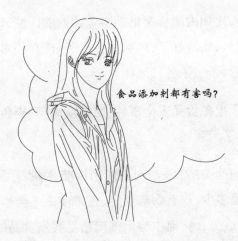

食品添加剂都有害吗？

薯条、奶油蛋糕里都会有。

问 那这些东西就不能吃了吗？

专家：这主要是量的问题。如果这些成分在食品的配料表中排名靠前，说明其含量很高，那最好不要吃；如果在七八位之后，那么少量吃一点也不是不可以。

食品添加剂都有害吗

问 现在很多食品里都有食品添加剂，这些食品是不是都不安全了？

专家：老百姓往往有一个错觉，一听到添加剂就毛骨悚然，实际上食品工业是离不开添加剂的。可以说，没有添加剂就没有食品工业。其实我们的盐、糖也都是一种添加剂。只要是在国家允许的计量范围内加入的食品添加剂，都是安全的。

问 也就是说我们天天都离不开食品添加剂？

专家：是的。很多食品正是因为食品添加剂带来了风味的享受、产品多样化的享受,比如内酯豆腐里加了葡萄糖酸内酯。现在的巧克力里面加了卵磷脂之后,质地好了,风味也更好了。现在很多饮料、冰激凌加了色素、香精之后,带来了各种风味。

问 最近出了很多食品安全事件,比如瘦肉精、染色馒头等,这是不是食品添加剂出了问题呢?

专家:国家有个2760添加剂的使用标准,哪些食品可以添加哪些添加剂,使用量是多少,均有明确规定,正常使用不会影响人的健康。瘦肉精是药物类的成分,猪肉中检出瘦肉精是我们食品的源头产生了问题,而不是食品加工中产生的;染色馒头是食品加工过程中产生的问题,作为主食类的食品,国家是不允许添加添加剂的,添加了添加剂就是以次充好,或者假冒伪劣。

问 如果说防腐剂和食品添加剂只要是适量的,都是可以吃的,那么三聚氰胺、苏丹红,都是能吃的?

专家:三聚氰胺、苏丹红这些是化工原料,是不允许添加在食品里的,它和食品添加剂是两个概念。我们要添加的应该是食品界的,而这些都是化学或者是化工界的,加到食品里面对我们的毒害是很大的。

总 结

看了专家的讲解才发现,食品中的添加剂听起来很恐怖,但其实只要严格按照国家标准来食用,也是健健康康的。关键是检测部门要管好,生产单位生产食品时也要为老百姓的安全着想,把好食品安全关。不过要提醒大家的是,有些添加剂会导致反式脂肪酸的形成,还是要注意少吃。

25 你了解速冻食品吗

在现代社会,快节奏的生活使得很多单身汉、白领或者上了年纪的人因为不愿意做饭而到超市买速冻食品吃。但很多人都会觉得速冻食品很糟糕,这究竟是我们的误解还是速冻食品真的没有营养?速冻食品安全吗?哪些速冻食品不宜吃?这些恐怕你还不是很了解吧,那就看看专家的建议吧。

专家简介

蔡斌,硕士,副主任医师,浙江省立同德医院营养科主任,系中国营养学会会员,浙江省营养学会理事、临床营养专业委员会副主任委员,浙江省医学会肠外肠内营养学分会常务委员。从事临床营养工作近 20 年,擅长为各种营养相关慢性疾病、外科围术期、肿瘤病人、孕产妇、婴幼儿以及亚健康状态等人群提供个性化营养治疗、饮食指导和体重管理。

速冻食品安全吗

🔘 报道说有些速冻水饺金黄色葡萄球菌超标,速冻食品安全吗?

专家:其实在自然界中,金黄色葡萄球菌是广泛存在的,它要在高温下才会致病,一般在冷冻情况下是不致病的。而且冷冻情况下微生物不会繁殖,也不会产生毒素,所以不会致病。我们在食用的时候,高温蒸煮 15 分钟左右,就可以把金黄色葡萄球菌杀灭,细菌被抑制以后就不会产生毒素了。

问 那没有被杀灭的病菌会致病吗?

专家:食物经过我们口腔咀嚼再进入胃,胃里面有胃酸,而胃酸是一种强酸,可以杀灭细菌。我们还可以在食用速冻水饺的时候拌一些蒜蓉、醋等杀菌类的佐料,这样就很保险了。

速冻食品到底有没有营养

问 那速冻食品有没有营养呢?

专家:只要是规范的厂家生产的速冻食品,它基本上保持了原料80%~90%的营养,所以其营养成分是基本都在的,大家可以放心食用。

问 有些人在买速冻水饺的时候喜欢顺手买点速冻贡丸、鱼丸什么的,到时候放在一块儿煮,这样应该没问题吧?

专家:一般来说没什么问题,但是贡丸、鱼丸还是建议大家尽量少吃。贡丸、鱼丸虽然比不上新鲜鱼肉鲜美,但吃起来却特别鲜,这是为什么?因为这些速冻食品中都加入了不少味精和高鲜调味料。煮过速冻食品的人都知道,不用放盐,丸子和汤也会有咸味,这就是因为速冻食品在制作过程中已经放了较多的盐分等调味料。贡丸、鱼丸等速冻食品的盐分是新鲜肉类的4~5倍,其钠含量很高,这对高血压、心脏病、肾脏病患者是有危害的。

怎么挑选速冻食品

问 我们购买速冻食品时有什么窍门吗?

专家：一般要到大型的超市去购买。大型超市有一个比较完善的冷链管理，客流量大、商品流通快、周转快，相对比较新鲜。我们在购买的时候，不要翻来翻去，尽量到冰柜的下部去拿取，因为那里的温度比较恒定，东西也比较新鲜。

问 超市里有散装的速冻食品，还比较便宜，这些能买吗？

专家：很多人都认为散装的便宜，但是我们建议大家以后散装食品要少买。虽然散装的速冻食品又方便又经济实惠，但它上面有很多冰碴、冰屑，说明它可能有一个冷冻后再解冻的过程。而且大家用手去拿过也会不卫生，所以还是买独立包装的好。买的时候看看外包装，生产日期当然是越近越好，最好是一个月以内的。买的时候尽量把速冻食品放在最后拿取，以便能尽快回到家里，放到冰箱里保存。

问 有什么办法能看出来速冻食品是否新鲜吗？

专家：一要"察颜"。购买速冻水饺、鱼、虾等食品时，首先应注意是否有变软的现象。变软表明储存温度过高，容易使细菌恢复活力，食用后可能危害健康。还应选择个体间无粘连的产品。二要"观色"。挑选主食类速冻食品时，应选择颜色雪白、无斑点的，假如颜色发暗、表皮有冰碴，则很可能是缓冻或慢冻的产品。挑选鱼、肉类速冻食品时，如果鱼的颜色发黄，则说明其脂肪已经变质了；正常的肉表面应该呈淡红色，发黑、发红的不要买。

速冻食品怎么储存

问 我们平常吃速冻食品的时候，经常会一次吃不完。吃不完的食品可不可以放回冰箱冻起来，等以后再拿出来吃？

专家：这个做法不太妥当，其实速冻食品该怎么存放也是有讲究

的,生活中我们会存在如下一些误区:

误区一:认为只要没过保质期就能吃。以速冻水饺为例,一般在-18℃下可以保存3个月。然而,这绝不意味着它真能保质3个月。不难发现,超市的冰柜往往是敞开的,人们翻来翻去,温度不可能一直保持-18℃。家中普通冰箱的冷冻室,有的甚至只有-8℃左右。研究表明,食物在-8℃~-1℃存放时,很多维生素的损失比在0℃~4℃还要快。所以速冻食品买回家还是要尽早吃掉。

误区二:速冻食品和其他生食混合存放。速冻食品应避免与其他生鱼、肉、禽等产品放在一起,否则相互之间易传播细菌,引起食物变质。

误区三:把冰箱塞得满满当当的。冷冻室里东西存放得多,会影响冰箱内冷气对流,使实际温度高于设定温度,易使速冻食品滋生细菌、变质。所以,冰箱放七分满最好。

误区四:将已拆封的速冻食品直接放回冰箱。应该在包装外加个塑料袋,并扎紧袋口,以免食品干燥或油脂氧化。由于冰箱温度不稳定,长时间存放的速冻食品往往会发生冰晶析出、裂缝、粘连等现象,这时其营养价值也已经大打折扣。所以,食品放进冰箱后,仍要尽快吃掉。

小贴士

玉米的冷冻保鲜技巧

生玉米:先剥去玉米外层的厚皮,只留下两三层内皮,不用清洗,直接放入保鲜袋或塑料袋中,封好口,放入冰箱冷冻室里保存即可。这样的玉米能储存一个月左右不变质。想吃时,取出玉米,无需解冻,洗净后放入锅中,倒入清水,大火煮开后,再煮10分钟左右即可。

熟玉米:将煮熟的玉米放入保鲜袋中,封紧袋口,放入冰箱冷冻室,可保存一周。若是只放入冷藏室,则容易变馊,因玉米含糖量高,因此需足够低温保存。

问 有没有什么食品是不适合冷冻保存的?

专家:有的。

1. 香蕉:如将香蕉放在12℃以下的地方储存,香蕉就会发黑、腐烂。

2. 鲜荔枝：如将鲜荔枝在0℃的环境中放置一天，其表皮就会发黑，果肉就会变味。

3. 番茄：番茄经低温冷冻后，肉质会呈水泡状，显得软烂，或出现散裂现象，表面有黑斑，煮不熟，无鲜味，严重的则酸败腐烂。

4. 火腿：如将火腿放入冰箱低温储存，其中的水分就会结冰，脂肪析出，火腿肉结块或松散，肉质变味，极易腐败。

5. 巧克力：巧克力在冰箱中冷存后，一旦取出，在室温条件下即会在表面结出一层白霜，极易发霉变质，失去原味。

🌿 **小贴士**

怎么做冻豆腐

1. 新鲜豆腐（要卤水豆腐或老豆腐），用水冲洗干净，用盐水浸泡半小时后捞起，用保鲜盒把豆腐冰在冷藏室里。

2. 隔一两天后，豆腐完全结冰，取出，放在水中浸泡至完全解冻，直至豆腐里完全没有硬块，此时你会看到豆腐的纹理很明显。

3. 把豆腐放在案板上，用整个手掌挤压豆腐，把水分挤压出来，切忌粗鲁。尽量挤压至无水分（注意不要把挤压出的水分又吸进去），只剩豆腐的纤维。

4. 让"豆腐干"重新吸进新鲜的水分，放回保鲜盒，放至冷藏室。隔一两天再拿出来，重复2～3次。重复次数越多，纤维越有嚼头，越接近"肉质"的口感。

速冻食品怎样快速解冻

问 我们买回的速冻食品，吃的时候怎么解冻呢？

专家：其实，速冻食品的解冻是有讲究的。对于水产类、鲜肉类速冻食品，应该提前数小时至一天左右（依食品大小而定），将食品从冰箱的冷冻室移至冷藏室（1～10℃）。

具体的操作方法为：把要食用的肉，提前一晚放在冰箱冷藏室第一层,让肉低温解冻,烹饪前,按压一下肉中间,如果摸起来感觉稍微变软但大部分都是硬硬的,就可以下锅了。也可以用盐水、醋解冻。如果来不及放入冰箱冷藏室,可将肉放在盐水里彻底解冻,这是因为,盐水可以加速冰的融化,而且不会滋生细菌。自来水不适宜用来解冻。此外,还可以将叉子蘸点醋插入肉中,也可以加快解冻速度。

问 我们有时候会用微波炉来解冻,要怎么设置比较好?

专家:现在有些微波炉是设有解冻挡的,可以用于肉的解冻。但在用的时候要注意:在用微波炉解冻时,一定要用最低挡,而且要逐步加热,一开始要先加热 2 分钟左右,然后根据解冻的程度再确定加热时间,直到完全解冻,切忌一开始就加热 10 分钟。

总 结

看了这么多关于速冻食品的话题,你对速冻食品是不是有了更多的了解?速冻食品大部分既营养又方便,只要记住专家说的这些小知识,就不怕有损于健康了。特别要提醒大家的是,并不是所有的东西都适合放到冰箱里去冷冻的。你是不是该赶紧打开自家的冰箱看看,有没有要赶紧吃掉或者扔掉的食品?

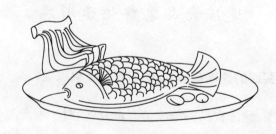

26 吃啥真的可以补啥吗

    "吃啥补啥"这种说法在民间早有流传。一些老年人说，胃痛了就要吃猪肚，有心脏病的人就要吃猪心，小孩要多吃吃鱼眼睛，视力会更好。而且大多数人都普遍认为，假如家里有人骨折了，就要喝骨头汤补钙，连小孩子也从小就给他喝骨头汤，据说补钙很好的。

    这些说法到底对不对呢？看看我们的营养博士冯老师是怎么评价的吧！

专家简介

    冯磊，博士，教授，硕士生导师，浙江农林大学健康管理系主任，卫生部营养与健康项目组专家。中国保健营养理事会常务理事，中国学生营养促进会理事，浙江休闲与养生协会副秘书长，浙江省食品协会理事，浙江省饮料协会理事和浙江省保健食品协会理事。主要研究方向为营养与养生，保健与健康管理。

"吃啥补啥"对不对

    问 冬天进补的时候到了，听老人说"吃啥补啥"，我想趁着冬天补补，多吃些动物内脏，听说吃了可以补身子，对吗？

    专家："吃啥补啥"并不完全正确。但是适当吃动物的内脏对我们的身体还是有益的。首先从食物的营养价值来讲，动物内脏富含优质蛋白、维生素和矿物质，完全可以吃，还应该经常吃。不过从食物安全性来讲，动物内脏我们还是应该有选择性地吃。为什么这么说呢?因为动物肝脏是重要的解毒器官，如果动物摄入过多的饲料添加剂、抗生素和其他有害物质的话，就很有可能残留在肝脏里;而肾脏是排泄器官，一些有害有毒的东西经肝脏代谢后经肾脏排泄，但肯定有一部分残留在肾脏里;另外大肠是储存食物残渣的器官，一些肠道细菌所产生的有毒有害物质也可能残留于大肠中。因此，猪肝、猪腰和猪大肠应该尽可能少吃。还有一点也要注意，动物肝、肾、肠和脑都含有丰富的胆固醇，对于那些胆固醇偏高的人群来讲，就应该尽量少吃，尤其是动物的脑。

总之，肝、肾、大肠和动物脑应尽量少吃或不吃，我们可以用其他食物来补充营养。但是舌、心和肚完全可以吃，它们的脂肪含量少，优质蛋白却含量丰富。

问 按您这么说，猪肝、猪肾都是要少吃的，那是不是"吃肝补肝"、"吃肾补肾"的说法是不对的啊?

专家:你说的很对。现在我就来给大家纠正这个误区。第一个就来说说"吃肝补肝"。肝脏是生物合成、生物转化(解毒为主)和一些营养素储存的场所。动物的肝脏含有丰富的维生素 A 和维生素 D，也含有丰富的铁元素，因此说，吃肝并不能补肝，反倒能改善视力，改善人体的钙代谢以及防治缺铁性贫血。健康人不需要刻意补肝，补肝多为肝病患者的行为，但是肝病患者应该慎吃动物肝脏，因为其含胆固醇较高，且不易消化，这就会加重肝脏负担，影响肝病的康复。另外，动物肝脏内铜含量很高，而肝病患者由于肝功能低下，不能调节体内铜的平衡，过多的铜会在肝脏内积聚，引起贫血、肝硬化、腹水等症状。

从营养学角度来说，"腰子补肾"是有点可能的。从中医角度来讲，肾不仅是指肾脏，更多的是指生殖系统和泌尿系统。狭义的补肾可能更多的是指改善性功能。性功能的强弱往往与性激素合成和机体营养状况有一定关系，而多吃羊腰子有可能通过改善机体营养状况，从而改善生殖功能。不过需要注意的是,吃腰子除了能补充一些营养素外,它没有治疗作用,而对于那些肾功能不全的病人,吃过多腰子可能会加重病情。

吃鱼眼睛能改善视力吗

　　问 我听说吃鱼眼睛可以改善视力,周围的好多人也都是这么认为的,对吗?

　　专家:民间确实有这种说法,说"鱼眼明目",不过从营养学角度来讲,这纯属谣传。大家都知道,鱼眼其实并不好看,鼓溜溜的,只是看上去大而明亮,这就让有些人觉得吃鱼眼可以明目。但实际上,人的眼睛感受光线形成视觉的部位是视网膜,视网膜上有两类细胞:视锥细胞和视杆细胞,前者感受明光(强光)下的视觉,后者感受暗光(弱光)下的视觉。视杆细胞内有感光物质称为视紫红质,构成视紫红质的原料之一就是 11-顺视黄醛,这是一种维生素 A 的代谢产物,因此,维生素 A 缺乏往往会导致暗适应能力下降,甚至夜盲,而鱼眼并不是补充维生素 A 的良好来源。

　　问 既然吃鱼眼是没效果的,如果想改善视力该吃什么呢?

　　专家:大家知道,维生素 A 是使眼睛明亮的重要的原料,要想明目

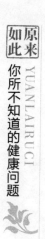
就要多吃富含维生素 A 的食物,比如吃蔬菜、水果,就要选择颜色丰富和深绿色的;还有动物的肝脏、鱼子、蛋黄、奶油等,也是非常好的维生素 A 来源。

小孩吃猪脑可以补脑吗

问 有人说"以脑补脑",小孩子吃猪脑能补脑吗?

专家:我们知道,动物的脑组织含有比较多的磷脂和卵磷脂,这些对于脑细胞的生成来说是原料。但是大家要记住:人的神经细胞在 3 岁左右已经基本完成,也就是说 3 岁以上的小孩神经细胞的增生已经完成,这时候提供再多的原料也不能促进脑细胞的增多,从这点来说,吃脑并不补脑。但是,在小孩 3 岁以前吃点鱼脑等动物脑组织可能会起到补脑的作用。

问 那猪脑有没有营养价值呢?

专家:还是有一点的。但动物的脑组织含有很高的胆固醇,对于那些血胆固醇偏高的人群来说,经常吃动物脑有升高血胆固醇的风险。其实,想要保持良好的脑力,除了注意合理营养、平衡膳食外,更要注意保持血糖稳定,避免节食减肥引起的饥饿和低血糖,同时,注意补充 B 族维生素,多吃些核桃、鱼、大豆、木耳等。

喝骨头汤能补钙吗

问 我在家里喜欢给孩子煲汤喝,尤其喜欢煲骨头汤,里面放点醋,听说补钙效果很好的,对吗?

专家:其实你们这些观点都是不正确的,也是大家常年形成的一个

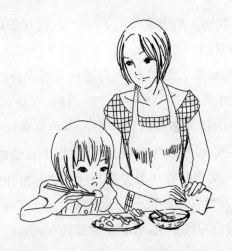

误区。其实骨头汤补钙效果并不佳。存在于动物骨头中的钙是以非常稳定的形式——羟磷灰石存在的，一般煲汤的汤料和温度很难使羟磷灰石分解出钙离子而溶于汤里。有人说放点醋有利于钙流出，我们曾经做过实验，这种方法除了能提点味儿外，几乎没什么作用，因此喝骨头汤很难达到补钙的效果。

问 那如果在吃骨头汤的时候把骨头嚼烂了吃下去，这样能不能起到补钙效果呢？

专家：如果是像这样，还是有一定的补钙效果的。补钙最有效的办法就是多吃牛奶和奶制品，吃小虾皮（连壳一起吃），此外，也可以吃一些钙制剂。但是要注意，不管哪一种钙制剂，一般情况下其吸收率都在30%～40%之间。当然吸收率与补钙剂量成反比，与人体需要程度成正比。

"吃啥补啥"就一点也不可取了吗

问 听您这么一说，这民间的"吃啥补啥"的说法就一点都不靠谱了？

专家：当然，我刚才给大家纠正了一些误区，其实从某些方面来说，"吃啥补啥"也有对的地方。比如大伙常说的"吃血补血"就有一定的道理。血液可以分为血浆和血细胞，血细胞的主要成分就是红细胞，影响红细胞生成的主要因素之一就是铁元素，铁元素缺乏容易造成缺铁性贫血。食物提供的铁元素有两种类型：一种是来自于动物性食物的铁——有机铁，它容易被人体吸收，不受食物中其他物质的干扰，主要来源是动物全血、动物肝脏和肉类等，因此说"吃血补血"效果不错。另一种是来自于植物性食物的铁——无机铁，它的吸收容易受食物中的植酸、草酸和膳食纤维的干扰，吸收程度很低。

💬 哦，原来还这么有讲究的。那我们在选择的时候，是吃动物性食物补铁好还是植物性食物补铁好啊？

专家：一般来说动物性食物中铁吸收率较高，在大约 20% 左右；植物性食物中铁吸收率低，在 10% 以下。鸡蛋中的铁吸收率低，所以补铁不能光吃鸡蛋。大豆中的铁吸收率高，可适量食用。防治缺铁性贫血的食疗方法之一就是不定期地吃动物全血、动物肝脏和瘦肉等，而我们通常讲的黑色食物（如黑豆、芝麻等）并不是补铁的良好来源。

总 结

古语说"听君一席话，胜读十年书"，这些吃的方面的误区，被专家这么一指点，现在全部扭转过来了。以后我们在日常生活中，要有选择性地吃东西，可不能再被"吃啥补啥"的说法困惑了。

27 吃水果的健康秘籍

现在越来越多的人都意识到吃水果对人体健康有好处，尤其是夏天的时候，很多人胃口变差就喜欢吃水果，许多女士还相信水果水分多，可以美白，水果营养好，维生素多，水果没什么脂肪，可以减肥。那么这些观念对不对呢？在多种多样的水果中怎样选择适合自己养生需要的水果呢？还是来看一看专家的介绍吧。

专家简介

何迎春，主任中医师，教授，医学博士，硕士生导师，第二批全国优秀中医临床研修人才，中华中医药学会内科分会委员，浙江省中医学会老年分会副主任委员、脑病分会委员、科普分会委员，省级"555"科技创新人才第二层次人员，国医大师朱良春先生学术继承人。从事中医工作30年，擅长于中医、中西医结合心脑血管病、糖尿病、乳腺疾病、老年病、各种疑难杂症及亚健康状态人群的诊治，近年来对肿瘤术后的中医调理、不同体质的中医辨治有独到的见解。

水果都含维生素 C 吗

❓ 我们常常认为水果中富含维生素 C，那么各种水果维生素 C 的含量一样吗？

专家：很多人以为苹果、葡萄的维生素 C 含量很高，但实际上，我们常吃的这些水果，像苹果、梨、桃、杏、香蕉、葡萄等，其维生素 C 含量比较低。而像鲜枣、猕猴桃、山楂、柚子、草莓、柑橘等水果富含维生素 C。

问 吃水果能补充我们每天所需的维生素 C 吗？

专家：其实大多数水果的维生素 C 含量并不高，其他维生素的含量就更加有限。维生素共有 13 种，来自于多种食品，若想单靠水果提供所有维生素是极不明智的。比如，要满足人体一日的维生素 C 推荐量，需要摄入 5 千克苹果。

哪种水果的营养最好

问 哪种水果营养元素含量最多呢？

专家：鲜枣。它相比其他水果，多项营养元素含量均居首位，其中维生素 C 的含量比苹果、葡萄、橙、柠檬、猕猴桃等水果均高，为"百果之冠"。此外，鲜枣中还含有维生素 A、维生素 B、维生素 P、维生素 E 等，素有"活维生素丸"之美誉，但干枣里面的营养成分已经流失了。

问 听说山楂也很有营养呢，其中的营养元素丰富吗？

专家：山楂的含钙量最高，每百克果肉中含钙 52 毫克，孕妇和儿童对钙的需求大，这两类人群不妨在饭后吃点山楂。此外，山楂里因含三萜类烯酸和黄酮类，也被称为降低血压和胆固醇的"小能手"。生山楂还可以促进消化，有消除体内脂肪、减少脂肪吸收的功效，想要减肥的人可以多吃点。

吃水果能代替蔬菜吗

问 水果营养丰富，吃水果就可以补充营养元素了，那还用吃蔬菜吗？

专家:水果不能代替蔬菜。以香蕉为例,它含有丰富的钾元素,但是其实我们平时吃的蔬菜里面含钾的也很多。大家可能不知道,芋头中所含的钾比香蕉多50%左右,而事实上,所有薯类都是钾元素的绝佳来源。在绿叶蔬菜当中钾含量超过香蕉的也比比皆是,比如菠菜、芥蓝、莴笋叶、空心菜、苋菜等。因为香蕉里含的糖也比较多,不能多吃,所以补钾不妨从这些蔬菜中加以补充。

小贴士

尽管土豆的维生素C含量不如许多蔬菜水果,但由于淀粉对维生素C具有强大的保护作用,故土豆在蒸煮过程中的维生素C损失很小,所以,如果用土豆作主食,即使不再吃其他蔬菜水果,维生素C的摄入量也能满足人体的需要。

吃水果削皮好还是不削皮好

问 有的人觉得水果有农药,所以喜欢削皮,这样好不好?

专家:这是误区。从营养的角度来看,果皮不仅营养高于果肉,而且带果皮吃更具水果的风味。但是我们应该学会充分清洗,比如可以用小苏打粉提前浸泡10分钟。有些不能带皮吃的水果,它们的皮也不能浪费,如香蕉皮中的提取物富含血清素,有助于缓解抑郁症。香蕉皮中的叶黄素可以保护眼睛细胞免受紫外线伤害。橙皮和橘子皮富含"超级类黄酮",该物质可有效降低"坏"胆固醇,而不会降低"好"胆固醇。美国的研究发现,柑橘类水果果皮中的抗氧化剂含量是果汁的20倍。另外,此类水果富含果胶,有助于降低胆固醇,帮助平衡肠道有益菌。

问 苹果皮可以吃,香蕉皮、橘子皮这些怎么吃呢?

专家:日常生活中可将香蕉皮加水煮10分钟,冷却后饮用。将柑橘皮晒干研成粉末,与奶酪、蛋糕等一起食用。或者将此类水果连皮榨汁。除此之外,香蕉皮还可以放在冰箱里除味,橘子皮晒干了可以用来泡茶。柚子皮的用处是很多的,可用来洗澡,美容又防蚊。柚子的表皮富含精油,熬成汤汁之后加到洗澡水中,不但具有美容效果,也具有驱蚊的作用,因为蚊虫不喜欢柚子的味道。

怎么吃水果更好

问 现在人们一般都有这样一个心理,就是"贵的一定好",买水果也是这样吗?

专家:这是误区一。许多人以为昂贵的"洋水果"一定营养价值更高,其实不然。进口水果在旅途中便已经开始发生营养物质的降解,新鲜度并不理想,而且因为要长途运输,这些水果往往不等完全成熟便采摘了下来,通过化学药剂保鲜,可能影响水果的品质。而国产的水果至少是很新鲜的,尤其是当地产的水果更是如此。

问 有些人不买水果而爱喝果汁,这样利于健康吗?

专家:这是误区二。很多人觉得喝果汁好,甚至有的人不吃水果就喜欢榨汁喝,这都是认识上的误区。喝水果汁不等于吃水果。果汁与水果相比,其最大的不足,在于它所含纤维素的严重缺乏。而食物纤维能影响大肠细菌的活动,稀释肠内有毒物质,可预防肠道癌变。另外,食物纤维还可影响血糖水平,减少糖尿病患者对药物的依赖性,并有防止热量过剩、控制肥胖的作用。

问 很多人喜欢饭后吃水果,在餐桌上也常常是这样安排的,这样好不好呢?

专家:这是误区三。餐后马上吃水果,很容易使水果在胃里停留时间过久引起腐烂,产生气体,导致腹胀甚至消化功能紊乱。故最好是在餐后半小时到一小时食用水果,这样才有助于消化吸收。不过如果想要减肥的话,可以在餐前 20～40 分钟吃一些水果,因为水果内的粗纤维可以让胃部产生饱胀感,使人减少进食。

问 那到底什么时间吃水果最有利于健康?

专家:日本有句谚语:"上午吃水果,赛如吃金果。"同样是吃水果,选择上午吃水果对人体最具功效。这是由于人体经一夜的睡眠之后,肠胃功能尚在激活中,消化功能不强,却又需补充足够的各式营养素应付上午的工作或学习活动所需,如果上午吃水果,可帮助消化吸收,有利于通便,而且水果的甜滋味可让人感觉神清气爽,有助一日的好心情。入睡前吃水果不利于消化,尤其是纤维含量高的水果,对肠胃功能差的人来说,更是有损健康。

问 很多胖的人喜欢靠只吃水果来维持营养并减肥,这样做科学吗?

专家:这是误区四。水果并非低能量食品,因其色、香、味诱人,让人爱不释口,故很容易过多摄入。由于水果中的糖属单糖和双糖,容易被人体吸收,光吃水果往往导致摄入的糖过多,这样不仅达不到减肥的目的,更可能适得其反。

小贴士

人体每天需要约 50 种营养物质才能维持生存,特别是蛋白质约需 65克、脂肪约需 20 克以上才能维持组织器官的更新与修复。水果含水量达85% 以上,蛋白质不到 1%,几乎不含必需脂肪酸,远远不能满足人体对营养的需要。因此,水果好吃,却只能作为营养补充,而不可多吃。

总　结

现在你应该明白了吧,水果吃对了,不但可以帮助我们调理好身体,而且还能充分地补充我们人体需要的维生素。当然一些很容易对身体造成伤害或者降低水果营养价值的误区也要避免。西方有句谚语说"一天一苹果,医生远离我",每天在合适的时间吃一点适合自己的水果才是养生之道。

28 健康饮酒

　　"哎,你们来了,喝什么酒啊?服务员,先给我们上点啤酒吧!要冰镇的,凉爽凉爽。之后,再来点红酒,顺便拿点可乐来,这样喝不容易醉的。"菜还没上齐,阿宝和朋友们就开始一杯又一杯地喝上了,不到一会儿,他就撑不住了,频频向大家诉苦,说自己真的不能再喝了,但是大家看他面不改色的,认为他酒量一定很好,所以继续劝着酒……

　　这样的喝酒场面大家一定见惯不怪了。不管是工作应酬,还是亲戚朋友聚会,中国人的饭桌上总少不了酒。可以说,酒是人们日常饮食生活中重要的一部分。该怎么喝酒才比较好?醉酒的人喝浓茶能起到解酒效果吗?喝酒面不改色的人比较不会醉吗?下面请专家给我们一一解答!

专家简介

　　冯磊,博士,教授,硕士生导师,浙江农林大学健康管理系主任,卫生部营养与健康项目组专家。中国保健营养理事会常务理事,中国学生营养促进会理事,浙江休闲与养生协会副秘书长,浙江省食品协会理事,浙江省饮料协会理事和浙江省保健食品协会理事。主要研究方向为营养与养生,保健与健康管理。

喝酒面不改色的人比较不会醉

　　📖 我们常认为那种喝得再多脸色都不变的人酒量更好,不会醉,实际是这样吗?

专家：不一定。喝酒脸红的原因是血管在面部显现，脸色越喝越白的人是肠道血管显现。人体对于酒精的代谢主要通过两个酶，一个是乙醇脱氢酶，还有一个是乙醛脱氢酶。酒精进入体内首先被乙醇脱氢酶代谢为乙醛，再由乙醛脱氢酶将乙醛代谢为乙酸和水。这里就有几种可能：①如果两个酶都极为活跃，那么饮酒的人既能喝且不脸红，但是会大量出汗，通过出汗排出体内的酒精。②如果是乙醇脱氢酶活跃而乙醛脱氢酶不活跃，会使大量的乙醛不能及时代谢，在体内积蓄，引起不适。③如果乙醇脱氢酶极少或不活跃，那这种人肯定不能饮酒或不能大量饮酒，因为乙醇不能代谢，会引起酒精中毒。

问 那一般一天正常人喝多少酒合适呢？

专家：每个人的体质不一样，酒量也是不一样的。我们建议一般一天喝 25 克左右，即 50 度的白酒差不多一两，红酒也就是二三两，啤酒就是一瓶，再多就不好了。另外我们建议大家不要天天喝酒，最好是隔三差五地喝点，天天喝酒对人的身体，特别是肝脏和肾脏都不利。

睡前喝酒能帮助睡眠吗

问 有的人喜欢睡觉前喝杯酒，一般都是喝点红葡萄酒，说是可以帮助睡眠，这种观点对吗？

专家：这里面我们要注意两个问题，第一个是酒量的控制，第二个就是你是否养成了喝酒的习惯。如果没有这个习惯，刚开始睡前喝酒的时候，不仅不会让你很快入睡，反而会使人更加辗转反侧，直接影响睡眠质量。

虽然说酒精对中枢神经系统有抑制作用，可能会缩短入睡时间，但是酒精也会扰乱人的整个睡眠状态。比如你夜里 11 点喝了酒睡着了，但是往往在凌晨 3 点就会醒来。另外，如果长期大量饮酒，就会增加机体对乙醇的耐受性,就需要不断增加饮酒量才能达到短暂的催眠效果,随之而来的是更严重的失眠。所以建议大家最好在睡觉前4～6个小时内别喝酒,要喝也只能少量喝一点。

另外,我们还要强调一点,就是睡前过量喝酒的话,会有发生窒息或者加重呼吸暂停的可能。一些人就是因为喝酒后呕吐,结果窒息死亡了。

（问）如果一定要喝酒的话,哪个时间段喝酒比较好呢?

专家:应该是下午2点以后。上午喝酒的人如果早餐吃得不是很好,或者是空腹就开始喝,酒精容易被吸收。中午喝酒则不利于下午工作。此外,还有一些资料显示,分解酒精的酶在上午浓度最低,如果上午喝酒,血液中的酒精最容易被吸收,危害最大。

饮料、果汁、茶水哪个能解酒

（问）现在酒兑饮料的做法很流行,酒吧里都这样做,比如红酒加雪碧、威士忌加冰红茶、啤酒加可乐等等。这样的做法正确吗?

专家:我们不提倡用碳酸饮料来兑酒,因为在胃里释放出的二氧化碳气体会迫使酒精很快进入小肠,而小肠吸收酒精的速度比胃要快得多,从而加大酒精伤害。现在女士喝的有一些是果酒,果酒单喝是没有问题的。

（问）我还有个问题,很多人喝完酒之后就喝浓茶,说是解酒,那么喝浓茶真的能解酒吗?

专家:酒后饮浓茶,茶中的咖啡因等可迅速发挥利尿作用,而咖啡的主要成分是咖啡因。所以这些都只能起到缓解的作用,不能真正解酒。

问 那么果汁和牛奶可以解酒吗？

专家：牛奶可以醒酒。喝了牛奶后，在胃内蛋白质凝固，可以起到保护胃黏膜的作用。而果汁中具有解酒作用的最常见的就是甘蔗汁，还有橙汁、梨汁等，它们发挥作用的方式都是减少对酒精的吸收。其实日常生活中，喝醋也是可以解酒的。

问 为什么喝醋可以解酒呢？

专家：主要是由于乙醇与食醋中的有机酸在人体的胃肠内相遇而起了醋化反应，降低了乙醇浓度，从而减轻了酒精的毒性。解酒时我们可以一小口一小口单喝醋，也可以把萝卜丝、大白菜与醋浸泡后喝醋吃菜。另外，喝酒的时候多喝一些温开水也可以帮助减轻身体负担。

喝酒的时候吃什么菜比较好

问 我们经常把腊肉啊、香肠啊做下酒菜，这样健康吗？

专家：大家要记住，切忌用咸鱼、香肠、腊肉下酒。这是因为这类熏腊食品含有大量色素与亚硝胺，与酒精发生反应后，不仅伤肝，而且能损害口腔与食道黏膜，甚至诱发癌症。为了尽量减少酒精对胃和肝脏的伤害，减少脂肪肝的发生，喝酒前最好先吃点东西，比如喝一杯牛奶，或者吃点鸡蛋和肉，因为这些高蛋白的食品在胃中可以和酒精结合，发生反应，从而减少酒精的吸收。

问 哪些食物做下酒菜比较好？

专家：给大家推荐一个简单又健康的，就是喝酒时多以豆腐类菜肴做下酒菜。因为豆腐中一种主要的氨基酸叫半胱氨酸，它能解乙醛毒，食后能使之迅速排出。

饮酒还有哪些误区

问 夏天到了,很多人都喜欢喝啤酒,而且要冰镇的啤酒,说是解暑效果好,这样对吗?

专家:啤酒是可以解暑的,它里面含有大麦芽、啤酒花,经酵母发酵后酿制而成。但是喝啤酒要注意一个量的问题,如果一次喝上几斤,则进入人体的酒精量也会与喝白酒差不多。再说,夏天气候炎热,人们出汗多,消耗大,易于疲乏,如果再饮啤酒,其口渴出汗将更加厉害,思维能力、工作效率都将受到影响,甚至会造成工作中的差错事故,因此切勿用啤酒来解渴消暑。喝啤酒也不宜喝冰镇的,这对我们的肠胃会造成刺激。

问 夏天喝啤酒不能消暑,但是我听说冬天喝白酒可以御寒,对不对呢?

专家:"饮酒能御寒"是一种误解。喝一些酒虽然可以使皮肤血管扩张,血流量增加,使人体有一种热烘烘的感觉,但实际上,这只是使人暂时消除了冷的感觉,并不是真正的御寒。相反,由于皮肤血管扩张和血流量增加,通过皮肤散去的热量也大大增加,非但不能保温,反而会引起体温下降。这就是说,饮酒不但不能御寒,反倒损失了热量,容易诱发感冒。

问 很多人在餐桌上都是一边喝酒、一边抽烟,好像很享受这个过程,这样的做法对吗?

专家:很多人认为"一支烟、一杯酒,快乐似神仙。"尤其是喝酒到了兴头上,旁边的人递过来一支烟,这时哪怕一些平时没有吸烟习惯的人,也会一边说"难得今天高兴",一边接过来点上。但事实上,边喝酒边抽烟,伤肝又伤肺。因为香烟中的尼古丁会减弱酒精对人体的作用,相当于将人体"麻醉"了,从而在不知不觉中大大增加饮酒量。

总　结

看了专家传授的这些饮酒常识和误区,以后无论是在外应酬还是在家喝酒,可都应该学会保护自己的身体少受些酒精伤害了。不过说到底最重要的还是要适度控制饮酒,这样才能保持健康。

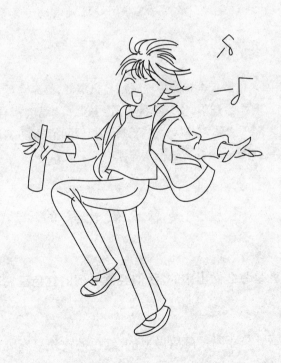

29 吃豆腐乳会致癌吗

都说腌制食品多吃不好，会得癌症。阿宝为了让他的太太身体健康，提出早晨不吃豆腐乳了，结果两个人大吵一架。豆腐乳究竟会不会致癌？它有什么营养成分和营养价值？以前很多老一辈的人都在吃豆腐乳，也没见得癌症，这是为什么呢？这些问题还是看看专家怎么说吧。

专家简介

蔡缨，中国人民解放军杭州疗养院营养科主任，临床营养学会副主任委员，浙江省营养学会理事，南京军区委员。主要从事营养指导、营养与食品安全知识传播，对人体营养状况进行评价、管理和指导，进行膳食营养评价、管理和指导，对食品及配方进行营养评价等工作。

豆腐乳是怎么做出来的

问 豆腐乳是怎么做出来的？我们经常看到的红色豆腐乳是不是添加了色素？

专家：豆腐乳是豆腐发酵后做成的。红色的玫瑰豆腐乳会在制作中加玫瑰花瓣来增加它的香味。在豆腐乳的制作过程里，让它变成红色的，其实是红曲。红曲古代称丹曲，既是中药，又是食品，是用红曲霉属真菌接种于大米上经发酵制备而成的。在许多古代中药典集中记载，红曲具有活血化淤、健脾消食等功效，可用于治疗食积饱胀、产后恶露不净、淤滞腹痛和跌打损伤等症。优质的红曲呈鲜艳的红色,能增进食欲,对人体有益无害。

❓ 豆腐乳吃起来很咸,里面是不是放了很多盐?

专家:大约 10 克豆腐乳里有 0.5 克盐。不同的产品含盐量有点差别,但是大部分都在 5%~7.5% 之间。虽然豆腐乳里的汁比豆腐乳含盐量高一点,但是大致算起来,一块豆腐乳大概含 0.5 克左右的盐。

豆腐乳会不会致癌

❓ 我很爱吃豆腐乳,但有人说豆腐乳不能多吃,吃多了要致癌,有没有这回事情?

专家:豆腐乳虽然是腌制的,但它跟腌菜相比还是有区别的。腌菜最大的缺点是亚硝酸盐含量比较高,我们都知道亚硝酸盐是致癌物质。但豆腐乳是以豆腐作为原材料加工而成的,豆腐本身硝酸盐含量不高,而且在发酵的过程当中也不会产生很多亚硝酸盐,所以不存在致癌这个问题。

❓ 豆腐乳表面的皮能吃吗?

专家:能吃。在制作豆腐乳时有一道工序就是在豆腐的表面喷毛菌霉,但大家不用担心,因为这个菌都是经过精挑细选的,是对我们身体有益的一些菌,它的菌丝是可以吃的。

吃豆腐乳到底有没有营养

问 很多人都爱吃豆腐乳,它有营养吗?

专家:豆腐乳经久不衰,自有它好的地方。豆腐乳富含植物蛋白质,经过发酵后,蛋白质分解为各种氨基酸,又产生了酵母等物质,故能增进食欲,帮助消化。此外,豆腐乳还含有钙、磷等矿物质,孕妇、孩子都能吃。从医学角度来说,这些矿物质还有利于控制血压、预防冠心病、抗衰老、预防骨质疏松症、防止老年心血管疾病、防止老年痴呆症等。豆腐乳含有 17 种氨基酸,像谷氨酰胺、蛋氨酸之类是鲜味物质,所以可以健脾开胃,保持人的旺盛生命力。

问 我有一个疑问,高血压的人最怕就是吃盐过多,但是豆腐乳是很咸的,怎么还会降压呢?

专家:其实大豆在发酵时,微生物首先要把大豆蛋白分解为更小的分子,这就是所谓的肽。蛋白质变成了更容易消化的多肽和氨基酸,味道也更鲜美了。这些肽当中,就包括一些有利于控制血压的活性肽,所以豆腐乳就有了降压的作用。

问 前面说豆腐乳能预防冠心病又是什么原理啊?

专家:大豆和豆腐中含有的异黄酮经发酵后转化成了苷元型异黄酮,这个苷元型异黄酮比原有的异黄酮功能更强,且易于消化吸收。每 100 克豆腐乳就含有 50 毫克高活性异黄酮,故其对预防冠心病很有帮助。

问 抗衰老这点我最关心了,吃豆腐乳真的可以青春永驻?

专家:豆腐乳中含有的抗氧化成分如维生素 E、异黄酮酚类物质,在清除自由基能力方面比豆腐高 5～10 倍,比番茄、葡萄等果蔬还高10 多倍,故其可以抗衰老。

问 很多老年人都特别爱吃豆腐乳，这样有好处吗？

专家：豆腐乳对很多老年病都有好处。豆腐乳具有预防骨质疏松的功能，这是因为经过发酵的豆腐乳所含的大量大豆异黄酮能提高成骨细胞活性，促进胰岛素样生长因子的产生，可防止骨质疏松。它还能最有效地防止老年心血管疾病，保持血管健康。因为它含有大量能溶解血栓的尿激酶，还富含一些能产生大量 B 族维生素和抗生素的细菌，而且豆腐乳有明显乙酰胆碱酯酶抑制活性，具有防止老年痴呆症的功效。

怎么吃豆腐乳更健康

问 豆腐乳很咸，一般吃多少合适呢？

专家：豆腐乳的确有个缺点，就是它必须放不少盐才能帮助防腐，所以说，要想享受豆腐乳的营养价值和健康好处而不被其所害，就要用它来替代三餐中的盐。

问 患有高血压的人怎么吃豆腐乳更合适呢？

专家：高血压人群可以用豆腐乳替代一部分盐，这样既增加了营养素的供应，包括增加了一点钙、镁元素，增加了有利于控制血压的肽，同时又不会增加总的钠量。也可以用豆腐乳做菜，既美味又有营养。

总 结

大家都知道豆腐好，而豆腐乳可以说是豆腐的精华，在中国餐桌上有了 1000 多年的历史，还被称为"东方奶酪"。但是在这里还是要提醒大家：豆腐乳虽好，但是吃起来一定要注意量，特别是血压高的病人；如果想多吃，就要把它替代为要摄入的盐的含量，或者把它做到菜里面去，这样就既可以吃到美味的豆腐乳，又能保证健康营养了。

30 你能喝粥吗

很多人都觉得粥熬得烂烂的,好吸收、有营养,而且生了病的人也都要喝粥。但是阿宝爸爸前一段时间查出糖尿病,吓得晚上不敢吃饭,天天喝粥,结果血糖却越来越高,有时候还出现低血糖。这是为什么呢?糖尿病的人为啥喝粥以后血糖越来越高了?他们还能喝粥吗?我们平时煮粥又该注意些什么呢?看看专家是怎么说的吧。

专家简介

冯磊,博士,教授,硕士生导师,浙江农林大学健康管理系主任,卫生部营养与健康项目组专家。中国保健营养理事会常务理事,中国学生营养促进会理事,浙江休闲与养生协会副秘书长,浙江省食品协会理事,浙江省饮料协会理事和浙江省保健食品协会理事。主要研究方向为营养与养生,保健与健康管理。

患糖尿病的人到底能不能喝粥

问 患糖尿病的人是不是真的不适合喝粥?

专家:是的。一般我们是不建议患糖尿病的人喝粥的,尤其是空腹的时候。因为粥经过长时间的熬制,越来越黏稠,患糖尿病的人喝了以后,会使血糖产生大的波动:刚喝过粥以后,淀粉糊化,会使血糖迅速上升;但是过了一会儿,因为粥里水分比较多,人就会感到饿,这时血糖又会跌入低谷,容易出现低血糖。对于糖尿病病人来说,血糖需要保持稳定而不是大起大落,所以一般医生都会建议糖尿病病人"吃干不吃稀"。

问 这样说来,对于患糖尿病的人白粥是不是一定不能喝了?

专家:我们是不推荐糖尿病病人吃白粥的。但是如果你真的特别想吃,那么就要减少粥的量,然后搭配一些干粮,比如半个馒头、花卷啊什么的。吃的顺序大家一定要记住:要先吃干的,后吃稀的,这样可以合理控制血糖。

问 哦,那怪可惜的。很多上了年纪的人虽然有糖尿病,但晚上都喜欢喝粥,以后都不能喝了吗?

专家:这话也不全对。因为粥的种类是非常多的,不建议糖尿病病人喝的是最普通的白粥,也就是大米粥,但不代表其他的粥都不能喝。

哪些粥适合患糖尿病的人喝

问 很多人认为南瓜可以降血糖,用南瓜煮粥好不好?

专家:很多糖尿病病人以为南瓜是降血糖的,含糖量也不高,所以拼命地吃,还用来煮粥喝,其实这是一个很大的误区。糖尿病病人一点也不合适吃南瓜,因为南瓜的糖分含量很高,特别是老南瓜,煮粥的话是非常容易升高血糖的。

问 那山药呢,听说山药浑身都是宝,用山药煮粥可以吗?

专家:山药是糖尿病病人很好的选择。山药尽管淀粉含量比较多,但是它升血糖的效应远远比南瓜要低,但是总量还是要控制。

问 胡萝卜很甜,糖尿病病人是不是不能吃胡萝卜粥?

专家:这又是大家的一个误区,其实糖尿病病人是可以吃胡萝卜的，用来熬粥也不错。我们说的糖，有单糖、双糖和多糖，很多糖尿病病人误认为吃起来甜的就是糖，吃起来不甜的就是没有糖，其实有些甜的食品有可能糖分并不高，而仅仅是单糖、双糖比较多，淀粉比较少，所以可以吃。

🌿 小贴士

常见食物升糖指数

大豆 18，扁豆 30，香干 31，苹果 38，燕麦 49，胡萝卜 49，白面包 70，蛋糕 67，全脂奶 27，西瓜 72，南瓜 75，山药 53，胡萝卜 57。

一般来说，升糖指数低于 55 的，属于低升糖食物；高于 70 的，就属于高升糖食物；介于两者之间的，属中升糖食物。

问 看起来燕麦的升糖指数很低，糖尿病病人吃燕麦粥应该比较好吧？

专家：燕麦粥，尤其是无糖的燕麦粥，对糖尿病病人来说是非常好的，因为燕麦的升糖速度是很慢的。但是现在市场上有一种免煮的燕麦，我们是不提倡吃的，因为它里面添加了一些东西。我们还是建议选择纯燕麦来煮粥吃比较好。

🌿 小贴士

燕麦和麦片哪个更好

燕麦是无加工的，它含有很多纤维，是整粒的；而麦片是经过加工的，营养成分也不是很好，而且燕麦的蛋白质含量比一般的杂粮要高，所以从补充蛋白质的角度来说，我们建议大家还是选择燕麦。

问 现在很流行吃杂粮，有什么杂粮粥是比较适合糖尿病病人吃的？

专家：只要是杂粮粥，糖尿病病人基本上都可以喝。但是推荐大家放一些豆类的，比如芸豆、赤豆、绿豆、干扁豆等，喝完粥餐后血糖反应就会大大下降。因此，我们推荐糖尿病、高血脂患者晚餐喝粥，但必须加入足够量的豆类，并配合燕麦、大麦、糙米等血糖反应较低的食材。而且吃粗粮豆类混合粥的重大好处在于：这类粥食体积大，饱腹感好，既不像米饭那样进食速度快、填充效果差，也不像白粥那样胃肠排空快，容易饥饿，更有利于糖尿病病人控制饥饿感。

小贴士

糖尿病病人可以喝的粥包括：未加入糖的八宝粥、赤豆粥、黑豆粥、燕麦粥、大麦薏米粥。

不能喝的粥有：皮蛋瘦肉粥、鱼片粥、艇仔粥、水果粥等。

平时喝粥有什么讲究吗

问 我们有的时候会煮蔬菜类的粥，但蔬菜煮的时间长营养容易流失，有没有什么窍门？

专家：一般煮菜粥，我们建议蔬菜在入粥之前先煸一下，就是用油稍微炒一下，这样可以缩短做菜的时间，维生素 C 损失就比较少，等粥快好的时候再把蔬菜放进去，味道就非常鲜美了。

问 很多老年人一到下午就开始煮粥了，把粥煮得烂烂的，认为这样吃好消化，这种做法对不对？

专家：其实我们不建议大家把粥煮得很烂。煮熟就可以了，没有必要煮得很烂。虽然长时间熬粥，对粥中的蛋白质、淀粉的影响不大，但是粥里面还含有一些 B 族维生素、水溶性维生素，如果煮得时间太长的话，这些维生素就可能被破坏了。粥煮得烂又保持营养的窍门就是煮粥时间以大概半个小时左右为最佳。

问 我们很多人家里有病人时都会煮粥给他们喝，认为这样可以促进消化，这样做对吗？

专家:生病的人最好喝白粥,这是大家生活中的一个误识。白粥虽然好消化,能减轻消化系统负担,但营养价值并不高。仅仅靠大米粥无法满足病人的营养需求,不能促进康复,必须配合多种其他食品,所以病人光喝粥肯定是不对的。

问 说到粥,我想起泡饭,很多人每天早上都会吃泡饭,这个泡饭和粥有区别吗?

专家:我是不建议大家吃泡饭的。粥最大的好处是养胃、利于消化,而泡饭是很不容易消化的。因为泡饭中的米粒在泡的过程中并没有分解,不起任何变化,故其不容易消化,所以年纪大的特别是胃肠道功能不太好的老年人,最好不要吃泡饭。

问 冬天喝粥往往是为了暖和,您能不能给我们推荐几款比较不错的粥?

专家:其实粥的花样是很多的,各种食材都可以搭配,而且效果也会不一样。老年人血糖高者,煮粥时可以多放些薏米、燕麦、黑豆、大麦等;冬天怕冷、面色不好看的年轻女性,煮粥时可以放些红枣、桂圆、枸杞子、赤豆等;身体虚弱的,可以加入芡实、山药、栗子、糯米、黑芝麻等补益品。

总 结

俗话说:每天一碗粥,健康乐悠悠。关于喝粥,你是不是又看到了很多以前不知道的知识?特别是常见食物升糖指数表,如果你家中有糖尿病病人,则不妨在厨房里也贴上一张,在煮粥的时候看一看。还有那些煮粥的窍门和喝粥的误区,你都记住了吗?相信以后你能更健康地喝粥了。

31 生活中的致癌隐患

　　小王一脚踏进刚装修好的新房子就接到老婆电话，他一边接电话一边开窗，"老婆，我在新房这里呢。装修工人昨天走了,今天我来打扫一下。"王嫂一听他在新房,马上让他离开:"你赶紧走啦,别打扫了,新装修的房子千万别多待,那里面都是甲醛呢!"小王不以为然:"不要紧,我又不打算今天住这儿,就一个下午的时间打扫打扫。"王嫂急了:"我上次在一张报纸上看到说甲醛是致癌的,你可别大意!"

　　甲醛真的致癌吗?装修中哪些材料含有甲醛?生活中还有哪些致癌物质?我们请专家仔细说说生活中的致癌隐患吧!

专家简介

　　吴小辉,杭州市疾病预防控制中心、环境与职业监测所副主任技师。主要从事食源性、职业性、辐射性、环境性疾病监测,对生产、生活、工作、学习环境中影响人群健康的危害因素进行检测与评价, 提出干预策略与措施,预防控制相关因素对人体的危害。

饮食中有哪些含致癌成分

问 我们平常都说腌制食品不能多吃,容易致癌,这是真的吗?

　　专家:这主要是说腌制食品中含亚硝酸盐。亚硝酸盐的直接导向是胃癌。亚硝酸盐通过人体内的细菌转化成亚硝胺,使人体产生癌变。在食物腌制的过程中,亚硝酸盐的产生是有一个逐渐增多的过程的,一段时间后含量又逐步下降。比如大家比较喜欢吃的雪菜,它就是在腌的时间不长的情况下,亚硝酸盐的含量相对比较高。冬腌菜也一样,腌制时间长一点,相对亚硝酸盐含量会少一点。这里主要是说腌制食品中含亚硝酸盐而导致的致癌作用。

而腌制食品的致癌作用还有另一个原因:高盐。多吃腌制食品,高浓度的盐分不但能降低胃黏液蛋白的浓度,破坏胃黏膜屏障的保护作用,使进入消化道的致癌物直接进入胃黏膜,从而诱发癌症;另一方面,高盐食物也能造成胃黏膜溃烂,直接引起癌症的发生。一个人如果从出生到10岁经常食用咸鱼,则将来患鼻咽癌的可能性比不食用咸鱼的人高30~40倍。

问 有时候我们做的菜吃不完,肯定是放在冰箱里,第二天拿出来热一下再吃,隔夜的菜到底会不会致癌?

专家:根据我们的检测,隔夜的熟菜里面是有亚硝酸盐的,也就是一些致癌的物质。这个隔夜的熟菜主要指的是素菜,荤菜相对好一点。所以说大家有时候千万不要为了节约而多吃隔夜菜。我觉得蔬菜还是建议大家尽量少做一点,吃多少做多少。

问 日常食物当中还有哪些含有致癌的成分呢?

专家:世界卫生组织公布的致癌物质里面包含了三种,一个是霉变食物引起的黄曲霉素,主要是霉变的大米,还有发芽的花生,所以家里的食品发现霉变了就不要再吃。臭豆腐也是发霉的,但它是一种天然的霉菌,不是黄曲霉素,大家要区分清楚。那么霉变食物会诱发哪类癌症呢?黄曲霉素主要诱发肝癌。第二类就是亚硝酸盐。第三类是3-4苯并芘,它产生的过程主要是油炸、高温的时候,一些化学物质的聚集而形成了3-4苯并芘这种物质,它也可能导致癌症。所以烧烤食物、油炸食物,特别是用重复多次的油炸的食物要尽量少吃。

问 反复烧开的水能不能喝？

专家:反复烧开的水中含有亚硝酸盐,因此我们建议大家不要喝反复烧开的水。尤其是我们家庭中使用的饮水机,它长时间反复再烧,而且烧不开,反复在 90℃左右,那么亚硝酸盐产生的量就更多。

小贴士

多喝绿茶可以抵消一些致癌毒素,具有防癌的功效。但茶叶中的铅含量相对比较高,因此绿茶也不要喝太多,更不能喝浓茶。

生活中有哪些物品含致癌物

问 都说新装修的房子不能马上住人,到底装修中哪些材料里有致癌物？

专家: 世界卫生组织在 2004 年 6 月发布的 153 号文件中指出:甲醛被明确确认为致癌物。它引起的癌症是鼻窦癌、白血病、呼吸系统癌症及血液方面的癌症,对老年人、小孩、孕妇危害最大。

装修的房子中最大的甲醛量来自黏合剂、合成板。居室里面用的三夹板、细木工板其原材料里面是酚醛树脂这一类,树脂就是用甲醛来合成的。

小贴士

我们买的一些小孩子的玩具里面也有一些黏合剂,所以家里面有小孩子的话,选择这些物品时要非常谨慎。

问 我们日常生活中还有什么物质是比较常见含有甲醛的呢？

专家:除了大家熟悉的黏合剂、油漆等,其实纺织品里面也有甲醛。具体到成分,如果是纯棉的是不含甲醛的,如果是化纤的就可能含有。

打个比方说,我们穿的纯棉衬衫,在衬衫的边上有贴缝,领子里面也都是有衬的,衬的成分就是化纤,所以说它含有甲醛。但是这个甲醛遇到高温才会释放,而且量不大,所以在家里熨烫衬衫的朋友一定要注意,这些部分应尽量避免熨烫。

生活当中容易忽视的甲醛:第一是新买的汽车。关于新买的汽车也有两种情况,如果里面的内饰使用的是真皮和原木,那么应该说是基本不含有甲醛的,但如果我们使用的内饰是人造革、贴板、贴面的,就用到了胶水,就存在着甲醛。第二是纺织品,包括窗帘、布艺沙发、西装、衬衫可能都会含有甲醛,因为它的原料采用的是化纤成分。第三是消毒用品,农用杀虫剂和洗涤剂也含有甲醛,消毒产品,比如说我们以前医院里经常用的福尔马林,就是30%~40%的甲醛配制的。家用的洗涤剂基本上不含甲醛。最后一类是不合格的水发食品,包括毛肚、牛百叶、海蜇,为了让商品好看,色泽鲜艳,颜色白,有嚼劲,不良商家们会用含甲醛溶液浸泡它们,所以我们买水发食品的时候要留个心眼,不要选过于鲜亮、厚重的。

小贴士

> 对于新买的汽车,我们建议使用的前3个月不要关闭窗户开空调,而是尽量打开车窗,保持通风,让里面的甲醛等有害物质充分挥发掉。

新家装修好多久后才能完全消除甲醛

问 都说新家装修好不能马上搬进去,为什么呢?

专家:要等甲醛挥发掉了才能搬进去,因为新装修的房子中甲醛很容易超标。

问 那应该等多久才能搬进去呢?

专家:一般来说,我们建议在装修完了以后的半年再搬进去。但是还要注意的是,这半年中还要度过一个夏季高温期。建议大家记住,装修好的房子一定要过了一个夏天再搬进去住,如果是秋天装修好的,则过了半年也最好别搬,等过了明年夏天再说,因为甲醛在高温的时候挥发得特别快。

有啥好办法能快速清除新装修房间里的甲醛

问 有人说在新装修好的房子里放醋能吸甲醛,对不对呢?

专家:放醋是没有效果的。因为人的嗅觉对醋的灵敏度比较高,而对甲醛的灵敏度并不是那么高,因此我们闻到了醋就感觉没有甲醛的刺激味了,其实这不过是掩盖了甲醛的存在,掩耳盗铃罢了。

问 还有人说可以在新家放竹炭,这个可行吗?

专家:竹炭它是可以吸附周围一部分甲醛的,但是空气中飘荡着很多甲醛,它并不能完全吸附。因此可以说竹炭有一定的效果,但是不能有效地驱除甲醛,而且时间长了它有一个饱和度,就是吸附的效率下降了,这时候应该把它拿到外面太阳下晒,让甲醛挥发掉,然后再使用,这个过程我们称为活化。很多竹炭产品上面写的是活性炭,活性炭遇到湿就会失去活性,所以说要定期拿出去晒一下,就可以反复使用。

问 如果房间里面加湿,放盆水、喷点雾之类的,会不会对吸附甲醛有好处呢?

专家:水是可以溶解甲醛的,这样处理后甲醛浓度暂时会降下来,但问题是这个是雾水,等它干了,甲醛又出来了,并没有完全去除掉。如果是一小盆水,它能碰撞到的甲醛分子很少。房间里用加湿器加湿后如果不通风,水干了,甲醛还是要出来的。

问 好多人喜欢在新家里摆放绿色植物,说是可以吸甲醛的,这个对防甲醛有没有什么好处?

专家:我们知道植物是吸收二氧化碳的,吸收甲醛的植物好像还没有听说过,即使有的话,可以说它的效果也是少之又少,甚至几乎为零,所以说这种说法没有科学依据。

问 那除甲醛最好的方法是什么呢?

专家:最好的方法是通风。最好是开着空调,给窗户留点缝,让一定的新鲜空气进来。特别是家里有小朋友、老人的话,更要注意经常通风。

总 结

原来生活中有这么多致癌隐患,看来我们平时要多加注意了。油炸、腌制的食品要少吃,尽量吃新鲜蔬菜、水果。如果家里在装修,一定要多通风。有小孩子、老人的话更要注意防范。为自己和家人创造一个清新的居家环境,多吃富有营养的新鲜食物,相信你的生活会更加美好。

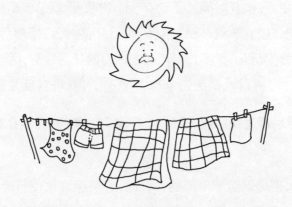

32 家里的安全隐患

四则儿童坠楼的新闻事件:

1. 2011年1月18日,一女孩的爸妈起床后去忙生意,女孩一人在家中,起床后发现家中没人,站在窗口向楼下观望时,不慎摔下。

2. 2010年3月19日,一个6岁男孩睡醒了爬上飘窗找妈妈,一探身,从14楼掉了下去。

3. 2009年6月2日,一名平时由外婆带的9岁男孩趁外婆忙着做家务的时候,和小伙伴到自己的小房间玩,玩到窗台上。窗户是移窗,开的这边只蒙着纱窗,男孩从小床爬到窗台上,纱窗破裂,男孩从6楼摔下。

4. 2008年8月4日,一个2岁多的男孩从12楼坠落。孩子妈妈出门时大风把门关上,孩子被关在房间里,找不到钥匙。孩子爬到了主卧卫生间,窗台边有抽水马桶,孩子爬上马桶盖再到窗台,而后坠落。

家本应是最安全的港湾,却为什么会发生这么多意外呢?家里的安全隐患还有哪些?请专家给我们提供一些建议吧。

专家简介

段晓东,毕业于浙江大学建筑系,设计总监,浙江East东装饰设计工程有限公司总经理,从事家居设计十余年,曾就职于浙江省城建建筑设计研究院、浙江城建联合装饰工程有限公司设计机构,获得2008年度室内设计最佳空间运用奖。浙江经视、杭州电视台常年特邀嘉宾,创办慈善机构并担任会长一职。

为什么孩子容易从窗台坠落

🔘 我看很多小孩都是从家里的窗台掉下去的,这个窗台怎么会这么危险呢?

专家:新建小区的房子都是有飘窗或者落地窗的,这些窗前肯定都要做保护栏杆。一般情况下,如果飘窗比地面高45厘米,那么保护栏杆从窗台开始算要做90厘米的高度;如果窗台位置低于45厘米,那么从窗台往上就要做到120厘米的高度。老小区的窗户会比较高一点。家长需注意不要在窗边摆放桌椅或床等可攀爬的物品。

🔘 为什么总是会出现儿童坠楼这样触目惊心的事件?

专家:从以上报道可以看出,坠楼的孩子年龄都不大,在很多情况下是因为家里没有人,孩子爬上窗台也往往是为了找妈妈爸爸。另外,孩子坠落的窗子多为飘窗、移窗,开口比较大;孩子个子比较小,为了够到窗台,他们会借助凳子、床等靠近窗台的东西,先爬上凳子或床,再上窗台,故有幼儿的家庭,其窗户要做好封闭保护措施;如果没有保护措施,则家长一定要留意未封闭的窗台边家具摆放是否存在安全隐患。

所谓的"风水"是迷信还是科学

🔘 我奶奶在风水这方面很有讲究,什么"灶台跟水池不能摆在一起"、"餐桌不能对着厨房门"等。她说的这些是迷信吗?

专家:这些说法大部分是有道理的。其实我们所谓的"风水",西方的体系叫做环境科学,只不过是两套体系。风水中也有科学的成分。

问 我奶奶说"厅明室暗"风水好,有没有道理呢?

专家:"厅明室暗"虽说是风水上的说法,但这点是有科学依据的,是我们必须遵守的设计规则。卧室灯要暗,窗帘要遮光。睡觉的时候要保证卧室是暗的。因为医学专家经过研究发现,开灯睡觉不仅影响睡眠质量,还会影响人体的免疫力,甚至导致癌症,所以睡觉一定要关灯,同时卧室还要有遮光效果好的窗帘,因为有时候路灯很亮,窗帘不遮光就达不到"室暗"的效果。客厅是家人和亲友相聚的地方,光线一定要充足,明亮的客厅具有温馨、热闹的气氛。客厅连接观景阳台是正确的设计,这样的布局可以使客厅吸收更多的阳光,促使空气对流,对人的健康有好处。

问 那我们女生为了招桃花运,在卧室放上几株桃花是不是就没有道理?

专家:对,这个就是胡编乱造的。其实家居的摆放主要考虑到房间的格局、通风、采光及不影响人的活动。除了安全上的考虑,每一样物品的摆放都会对人的心理产生微妙的影响,从而潜移默化地改变你的生活。在生活中运用合理的方法摆放家具,会营造更加舒适的家居环境。

客厅家具该如何摆放

问 现在很多家庭装修都很重视玄关的设计,玄关布置上好像学问很多,是不是?

专家:玄关是日本用语,是从室外进入客厅的必经之路。如果门的对面是大的阳台,或是大的窗子,就要在客厅里设置玄关,这样一来,可以防止穿堂风直泄而出,所以要做个玄关来遮掩一下。还有,玄关的墙面最好以中性偏暖的色调,能给人一种柔和、舒适之感,让人进家门就忘掉外界环境的纷乱,体味到家的温馨。

问 鞋柜一般放在玄关里,我听说鞋柜不能做得太高,这个说法对吗?

专家:对。鞋柜里放的是鞋子,鞋子通常是很脏的,要是鞋柜做得太高,人就容易吸进细菌,这就跟我们的床最好离地面高一点的道理是一样的。那种很低的床,睡觉的时候容易吸潮气、寒气。

问 沙发的摆放也有讲究吗?

专家:沙发的摆放主要还是从心理学与科学上面去考虑。一般来说沙发不要背着门,这样会产生不安全感。

问 我国古代的家具很多都是流线形的,这样是不是比较好呢?

专家:其实我们提倡流线形主要是从安全角度出发。客厅多使用流线形家具,减少家具棱角,就不容易磕伤。

问 如果家里的桌子、椅子都不是圆角流线形的,该怎么做才安全呢?

专家:如果不想更换家中棱角分明的家具,不妨在餐台和茶几上加一块桌布,但切记不要在桌布上放置咖啡壶和热水瓶这样的危险品,因为孩子拉扯桌布的时候可能会导致物品跌落。另一个行之有效的方法是在柜子两边放一些绿色植物和软装饰品,以避免家人被柜子的棱角撞伤。

问 很多人都把鱼缸放在客厅,这样好不好呢?

专家:鱼缸放在客厅是对的,不能放在卧室,放在卧室太潮。鱼缸也不能放得过高。把鱼缸放在客厅,使室外的风景室内化,自然会让人感觉心情舒畅。

问 客厅的装修设计上还有什么讲究吗?

专家:房间的色调来自于六个面,而并非只有四堵墙。天花板浅色,地板深色,色调与天空大地对应是最好的。

卧室家具该如何摆放

问 卧室安床可是一件大事,一个人一天大概有八个小时以上是在这里度过的,这个床该怎么放呢?

专家:先解释床的南北摆放问题。一般认为摆床不宜东西向,这是因为地球本身具有地磁场存在,地磁场的方向是南北向(分南极和北极)的,故人在休息时最好不要完全逆地磁场,那样容易导致自身循环出现紊乱,造成失眠。这种说法虽然具有科学道理,但是影响微弱,我国大多数房子都是朝南开门窗的,床大多数都是东西向的,正南正北的很少。

问 很多人都在床头的墙上安装壁灯以方便看书,床头上方有灯好不好呢?

专家:有人说灯放在床头有煞气,其实所谓的"煞气",也是从安全角度来考虑的。灯安在床上,对主人的安全不利,曾发生过因灯安得不稳固而掉下来砸伤人的事情。床头上面的墙上挂画、照片也存在这种问题。故床头墙面若需要装饰的话,可以用一些纱幔或者布艺。

问 我喜欢床头靠近窗,这样好吗?

专家:床头靠近窗摆放,小孩容易有坠楼危险,而且窗户有风吹入,也对健康不利。床头对着阳台也是一样的,风会从阳台吹进室内,而人的头部正好处于这个位置,极容易受风而致病。

问 关于床的摆放还有什么要注意的吗？

专家：卧室要方正，不要有死角。床上不要有横梁，床上方的天花板要平。床上有横梁，特别是床头的部位，容易使躺在床上的人在潜意识里有深受压迫的感觉，从而导致睡不踏实，容易做噩梦，对精神系统产生一些不利的影响。

问 据说镜子对着床是大忌，对不对？

专家：我们一般是不提倡镜子对着床的。这是因为当人半夜里打开电灯时，由于一开始视物比较模糊，忽然看到一个人，会受到惊吓，甚至造成精神上的不安，容易起疑心，而且镜子有反射光，这是一种不良的射线，长期对着身体会造成神经衰弱、睡眠质量差等不良反应。

问 现在有些人喜欢把卧室弄得很大、很宽敞，这样好吗？

专家：皇帝的寝室也只有 12 平方米。房子不是越大越好，大的房子不聚气，人容易感觉孤单。

卫生间和浴室该如何设计

问 卫生间的门是不能对着床的，听说这样对人的肾不好，是不是真的？

专家：这个说法有一定道理。现在有很多居室都是双卫生间，主卧室里还带一个卫生间，因而卫生间里面的污浊空气就很容易飘散到主卧室中。如果卫生间的门正好对着床，则会直接影响我们的睡眠质量和身体健康。

问 浴室通风很重要，买房子一定要看看浴室有没有窗户，对吧？

专家：对的。要保持浴室通风，温湿的环境是细菌滋生的安乐窝，没有窗户的浴室要加装换气扇。

问 厕所朝向有什么讲究吗？

专家：厕所朝向不能在正南。

厨房家具该如何摆放

问 我听说厨房的油烟会导致肺癌，这是真的吗？

专家：是的。全世界妇女癌症的第一位就是肺癌，如果是不抽烟的妇女，得肺癌几乎都是厨房油烟造成的，所以油烟机摆放的位置很重要。有的油烟机很漂亮，甚至是进口的，很多人为了不碰到头，装得很高，这是不对的，因为这样根本达不到抽吸油烟的效果。

问 那抽油烟机应该装多高呢？

专家：抽油烟机前面都有一条透明的玻璃。这层玻璃就是让你的眼睛往下看，让你的脸躲在油烟机的后面，也就是说抽油烟机要装在眼睛以下。

问 我听说冰箱对着灶台不好，因为冰箱属水，灶台属火，这个说法有道理吗？

专家：说到冰箱，大家都会跟寒性、水扯上关系，其实冰箱属于电器，而火、电最好不要放在一起，所以说冰箱不宜靠近灶台。因为灶台经常产生大量的热量，在电冰箱开门的瞬间，就可以使冰箱内的温度迅速达到 20℃左右，影响内藏食物的质量，而且灶台又是污染源，会给冰箱内的食物带来大量灰尘和油烟。再说了，灶台带来的高温容易使电冰箱内的电器部件老化，发生漏电等危险。

水、电也不应该在一起，冰箱也不宜太接近水池，因为洗菜池溅出来的水容易导致冰箱漏电。此外,现在很多人都喜欢将冰箱镶嵌到橱柜里面,有这种打算的在预留冰箱的空间时要稍大一些,否则,冰箱散热不足,不但制冷效果不好,耗电增加,也会留下火灾的隐患。

问 火、电不能在一起,水、电也不能在一起,那水、火能不能在一起?

专家:也不能靠太近。因为要是水龙头坏了,水直接喷到灶台,就容易导致气体泄漏。

问 民以食为天,家里餐桌的摆放是不是也有什么讲究?

专家:餐桌不宜正对着厨房门。因为厨房每天都会产生大量的垃圾,特别是夏天天气炎热,厨房里的垃圾很容易腐败,一些果皮容易招虫子,水产品易产生腥气等,这些浊气会影响人们的用餐和健康。其实餐桌的摆放只是治标不治本,我们怎么使得厨房保持洁净才是关键。现在市面上有种垃圾处理器,采用了这个东西后,除了大的骨头、塑料袋,其他垃圾都能往下水道里塞。

问 垃圾处理器装在水池下面会不会堵塞管道?

专家:不会。因为这种垃圾处理器能够方便地将菜头菜尾、剩菜剩饭等食物性厨房垃圾粉碎后排入下水道,它是利用离心力对食物垃圾进行多次粉碎的,所以只要你不放入金属、石头、玻璃这种硬物的话一般垃圾都能打碎。现在的科学不断进步,有些所谓"风水"的问题也是与时俱进的,需要我们科学地来解决和化解。

总 结

原来家居摆设有这么多讲究!除了工作,我们的大部分时间都是居家生活,我们要科学对待家具摆放和居家设计,避免家里的安全隐患,让家变得既舒适又安全。

33 警惕你身边的塑料杀手

　　咚咚刚准备把喝完饮料的塑料瓶扔掉,就被妈妈制止了,"别扔啊,这个瓶子不是挺好看的嘛,洗洗还能装醋呢!"咚咚急忙和她说:"妈,专家说了,这种饮料瓶是不能装酱油、醋的。""不会吧,我都用了这么久了,也没出啥大问题啊。"咚咚解释道:"专家说,有色饮料瓶多数由聚乙烯或聚丙烯等材料并添加了多种有机溶剂后制成。聚乙烯、聚丙烯本身无毒无味,但一旦受高温或是酸性腐蚀就会慢慢溶解,并释放出有机溶剂,对人体造成一定危害。"妈妈恍然大悟,马上把饮料瓶子扔到垃圾桶里去了。

　　我们在日常生活中离不开塑料袋、饮料瓶、保鲜膜等塑料用品,可是我们使用塑料用品的方法都正确吗?应该如何正确使用塑料用品?请专家给我们说说平常生活中的塑料杀手吧!

专家简介

　　朱晓霞,杭州市疾病预防控制中心营养与食品安全所副所长,从事慢性病防治及伤害控制工作十余年。主要研究影响健康的相关因素,提出防控措施,以达到预防营养相关性疾病、食源性疾病及学生常见病,保护公众健康的目的。

用塑料袋装食物好吗

问 我们平常都是用塑料袋装水果、包子、油条等食物,有时候饭店里打包,连饭盒都没有,就用塑料袋装着,这样的做法正确吗?

专家:用塑料袋打包的食物食用后会破坏人体的免疫力,可能致癌,也影响智力,还会引起肝结石。大家要记住:这塑料袋可不是万能袋,不是什么都可以用来装食物的。一般我们把塑料袋分为食品专用袋和普通塑料袋,我们要用食品专用袋装食物。

问 如果用普通塑料袋装食物的话,到底有哪些危害?

专家:如果塑料袋在生产过程中使用了劣质原料或超量使用了添加剂,那用它装食物对我们的危害是很大的。用在塑料中最常见的添加剂就是增塑剂。增塑剂是一种增加塑料的可塑性,改善在成型加工时树脂的流动性,并使制品具有柔韧性的有机物质,它本身就是有毒性的,是一种致癌物质,在与食品,尤其是油性食品接触时,增塑剂容易渗出,被人体吸收后就容易致癌。

问 现在市面上还有一些是有色塑料袋,这种袋子可以用来装食物吗?

专家:这种袋子就更危险了。现在市面上的彩色塑料袋基本上是再生塑料袋。由于原料来源比较混杂,其中有许多可能是用农药、化学制剂、医学及化学品包装回收加工制成的,本身就可能含有大量毒素。另外,再生塑料袋使用的着色剂通常含有苯并吡,这是一种很强的致癌物质,与食品接触后,可能会转移到食品中,使人体产生慢性中毒。

问 还有哪些塑料制品是不能装食物的?

专家：一些不合格的塑料袋和纸质餐盒在生产过程中会添加一些增白剂、荧光粉，它们除了有潜在致癌性，还会破坏人体的免疫力。此外，不合格的硬塑料餐盒和塑料袋中多含有工业碳酸钙和石蜡。碳酸钙可让人出现便秘或胆、肾结石，短则几个月，长则几年内，就会在人体上反映出来；石蜡则会让人拉肚子。如果塑料袋中重金属超标，则会对血液系统和智力发育造成影响。

怎么区别食品专用袋和普通塑料袋

问 食品专用袋和普通塑料袋有什么区别吗？

专家：一般来说，现在我们的食品专用袋主要材料是聚乙烯，简称PE，是乙烯进行加聚而成的高分子有机化合物。聚乙烯是世界上公认的接触食品的最佳材料，无毒、无味、无臭，符合食品包装卫生标准。而普通塑料袋中含有聚氯乙烯，这种物质一般是用在板材、玩具、文具等塑料材质中的，如果用它来装食物，尤其是加温加热后，就易产生二噁英等有害物质，引起肝、肾以及中枢神经系统、血液系统疾病。也就是说，我们以后打包食物，最好选用正规的食品专用袋。

问 我们平常怎么去辨别这两种塑料袋呢？

专家：辨别塑料袋有毒还是无毒，有多种方法，下面我教大家几种比较方便操作的。第一种就是观色法。一般来讲，颜色越浅的塑料袋毒性越低。无毒的塑料袋呈乳白色、半透明或无色透明，有毒的塑料袋则颜色混浊。从色泽上判断，黑色→橙色→绿色→黄色→蓝色→白色，毒性依次降低。第二种方法就是手触法。无毒的塑料袋触感滑润，表面似有蜡且不易撕烂，有毒的则发黏。第三种就是抖动法。用手抓住塑料袋一端用力抖，发出清脆声者无毒，声音闷涩者有毒。第四种方法是沉浮法。把塑料袋置于水中并按入水底，无毒塑料袋比重小，可浮出水面；有毒塑料袋比重大,不会上浮。最后一种方法是燃烧法。无毒的塑料袋易燃,火焰尖端呈黄色,局部呈青色,燃烧时像蜡烛泪一样滴落,有石蜡味;有毒的塑料袋不易燃烧,离火即熄灭,火焰尖端呈黄色,底部呈绿色,软化后能拉丝,并发出盐酸的刺激性味道。

如何正确使用食品专用袋

⑩ 食品专用袋就是用来装食品的,怎么还会用错呢?

专家:食品专用塑料袋的主要成分为聚乙烯,这种化合物在110℃以下是不易分解的,但是一旦超过这个温度,就会释放出一些有毒的物质。大家设想一下,我们在日常生活中,早上去买油条,刚炸出来就直接放进塑料袋中,其实油条刚出锅时的温度已经远远超过了食品袋的耐受温度,那么有害物质就产生了,长期这样的话会出现中毒症状,轻者可能头晕、恶心,重则有致癌可能。孕妇如果中毒,则胎儿出现畸形的概率很大。

塑料制品能不能用来喝水、装酱油

⑩ 一次性的塑料水杯能用吗?

专家:用塑料杯多多少少会对身体造成伤害,因为它毕竟属于高分子聚合物,是不会对身体有益的,用其来装冷水或冷饮料通常不会有太大的害处,但如果是盛热水或热饮料的话,就会起化学反应,有可能产生对人体有害的物质,所以还是尽量不要用塑料杯喝热水。喝水首选玻璃杯,这是最健康的。

⑩ 我看一些大伯大妈散步的时候都是用普通塑料瓶来装水的,一来是方便,二是比水壶要轻,这样做对吗?

专家:我给大家讲一个真实的故事:阿联酋有一个 12 岁的小女孩,因为连续 16 个月使用同一个矿泉水瓶装水喝,结果得了癌症。这种饮料塑料瓶里含有一种叫 PET 的塑料材质,它用一次是安全的,但是如果重复使用,就会有致癌危险。

问 说到这个塑料制品,我想问一下,以前我们给孩子买奶瓶,很多人买的都是塑料的,但是听说最近国家禁止生产含有双酚 A 的塑料奶瓶,这个方面能不能给大家介绍一下?

专家:水壶、水杯、奶瓶等产品多是用聚碳酸酯(PC)制成的。正规厂家生产的这类产品对人体危害不大。但在制作 PC 的过程中,如果原料中含有的双酚 A 没有完全转化到塑料中,则遇热后会被释放到食品中去。双酚 A 是内分泌干扰物,对人体有害,所以现在国家出台了这个禁令。

小贴士

塑料制品底部数字的秘密

正规厂家生产的塑料制品在底部都会有三角形标志,里面标了数字:"1"代表使用 10 个月会产生致癌物质;"2"代表不易清洗,容易滋生细菌;"3"代表遇高温和油脂易产生致癌物;"4"代表高温下易产生有害物质;"5"代表可用于加热;"6"代表耐热抗寒,但不能用于微波;"7"表示这种材质在高温下很容易释放有毒物质双酚 A,对人体有害,使用这种塑料水杯时不要加热,不要在阳光下晒。

问 平时喝饮料剩下的罐子,尤其是造型好看的,觉得扔掉浪费,于是就装酱油啊、醋啊,这样对吗?

专家:有色饮料瓶多数由聚乙烯或聚丙烯等材料并添加了多种有机溶剂后制成。聚乙烯、聚丙烯本身无毒无味,但聚乙烯一旦受高温或是酸性腐蚀就会慢慢溶解,并释放出有机溶剂,从而对人体造成一定危害,故不能用这些饮料罐子盛装调料。

问 我汽车后备箱里常年会放水,这样比较方便,这个可行吗?

专家:汽车后备箱里放水,或者是放一两瓶在汽车车箱里,很多人觉得很方便。但是在夏季,被阳光曝晒或长时间存放在闷热高温的环境里的塑料水瓶容易发生材质老化,并释放出一些有毒物质,长期饮用这样的水,对身体有害。有些 PET 瓶子若装高温液体还会变形,并会释放出有害物质。

哪种保鲜膜可以用于微波炉加热

(问) 我平时去买保鲜膜就是看看牌子、价格,但是上次买回去后老婆说买错了,我买的保鲜膜是不能用来加热的,这个保鲜膜也分种类吗?

专家:对的。现在市场上的保鲜膜大体分为两类:一类是普通保鲜膜,适用于冰箱保鲜;一类是微波炉保鲜膜,既可用于冰箱保鲜,也可用于微波炉。普通的保鲜膜放进微波炉里加热的话,会产生一些对我们身体有害的物质。

(问) 保鲜膜的包装上会有这两种分类的明显标志吗?

专家:适合微波炉加热的保鲜膜,一般都会在标签上注明的。如果没有注明,则千万别用它包着食物去高温加热。

(问) 我发现我们家用的保鲜膜都是 PE 保鲜膜,这是什么意思啊?

专家:据了解,目前市场上出售的保鲜膜从原材料上主要分为三大类:第一类是聚乙烯(PE),主要用于普通水果、蔬菜等的包装;第二类是聚偏二氯乙烯(PVDC),主要用于熟食、火腿等产品的包装;第三类是聚氯乙烯(PVC)保鲜膜。现在我们基本上用的就是 PE 和 PVDC,也就是聚乙烯和聚二氯乙烯,这两种材质的保鲜膜都是安全的,对我们身体没影响。但是大家要注意,也有极少数的保鲜膜使用的是聚氯乙烯材质,也就是 PVC 的,这种保鲜膜常常会含有增塑剂,这些增塑剂对人体内分泌系统有很大的破坏作用,会扰乱人体的激素代谢。

问 我们用微波炉加热食物的时候,包上保鲜膜,一加热就会有"噼啪"的声音,这样好不好?

专家:用保鲜膜加热也有讲究:一是尽量避免食物和保鲜膜直接接触,尤其是油性较大的食品;二是加热前,保鲜膜上应该扎几个小孔,以免爆破,并防止高温水蒸气从保鲜膜上落到食物上。

哪些食物不能用保鲜膜来保鲜

问 好像所有食物都是能用保鲜膜来保鲜的,这样的观点正确吗?

专家:不对。保鲜膜不是万能的,并不是所有的食物裹上保鲜膜都能起到保鲜的作用。有实验表明,水分较大的水果和蔬菜是比较适合用保鲜膜的,比如苹果、梨、番茄、油菜、韭黄等,使用保鲜膜后不但能长时间保鲜,还会增加其中的一些营养素。比如 100 克韭黄裹上保鲜膜,24 小时后其维生素 C 含量比不裹时要多 1.33 毫克,油菜、莴苣叶多 1.92 毫克。但有些蔬菜是不合适裹保鲜膜的,比如同样重量的萝卜,裹上保鲜膜存放一天后,其维生素 C 含量减少了 3.4 毫克,豆角减少 3.8 毫克,而黄瓜裹上保鲜膜存放一天一夜后, 其维生素 C 的损失量相当于 5 个苹果。

问 还有哪些食物不适合保鲜膜保鲜?

专家:像一些熟食、含油脂的食物,特别是肉类,最好都不要用保鲜膜包装储藏。这些食物和保鲜膜接触后,很容易使其材料中所含的化学成分析出,溶解到食物中,对健康不利。

问 保鲜膜和保鲜袋有什么区别？

保鲜膜透气性强，在一定时间内能保证食物新鲜。但对于馒头、点心这样的食物，用保鲜膜显然很不方便，这种情况下，用保鲜袋就比较好。但是保鲜袋比较厚，透气性不是很好，故使用时应尽量不要把口封死。

总 结

我们日常生活中要学会区分食品专用袋和普通塑料袋。千万别把塑料袋当成万能袋，什么都往里面装。温度比较高的食物最好不要用保鲜膜、塑料袋去装。也尽量不要用塑料杯喝热水。相信只要大家注意使用方法，就能防止自己身边的塑料杀手。

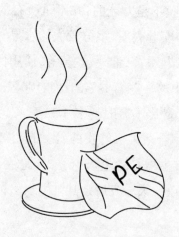

34 瓜果蔬菜如何洗

　　我们平时吃的瓜果蔬菜经常是用水冲一冲就直接吃了。但是你知道吗?据世界卫生组织统计,一年中有400万人因为瓜果蔬菜上的农药没洗干净而导致急性中毒,有30万人因为瓜果蔬菜上的农药没洗干净而被毒死,慢性中毒的则还要更多。

　　你平时洗瓜果蔬菜的方法对不对呢?什么蔬菜农药残留少、什么蔬菜农药残留多?看看专家是怎么介绍的吧。

专家简介

　　汤军,浙江省中医院治未病中心主任,预防保健科科长,主任中医师,国家二级健康管理师,第四批全国老中医药专家学术经验继承人,杭州电视台特聘养生专家。擅长于呼吸系统疾病及其他内科病的冬病夏治、冬令膏方;体质评估,亚健康状态综合调理;烟草依赖的中西医结合治疗。

哪些蔬菜瓜果农药残留多,哪些农药残留少

问 我们常说大白菜是放心菜,为什么这么说?

专家:大白菜很特别,它只要在刚刚发苗的时候,放一点防止蚜虫的药就可以了,等它长大之后,就不太会有虫来咬它。所以我们通常在洗大白菜的时候,只要将最外面的一两片叶子洗干净,里面就没有问题了。另外,大白菜包得很严实,农药喷不到里面,也相对比较安全。

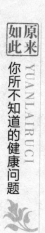
⊙ 我听说有香味的菜可以防虫,一般不需洒农药,是这样吗?

专家:是的。天生万物,有些叶菜、果实不想让虫子来咬,不想让繁衍下一代产生问题,就会自己放出一些香味来驱赶虫子,而且这些菜一般虫子也不爱吃,比如香菜、芹菜等等。

⊙ 有人觉得瓜果蔬菜被虫子咬了说明没喷农药,但又有人说被虫子咬过的菜不好,您怎么看?

专家:这两种说法都不完全正确。也许大家没想到,对于被虫子咬过的瓜果蔬菜,或许种菜的人看到虫子在咬菜,觉得再咬下去要血本无归了,赶快喷农药。如果像我们有些人认为的那样,觉得虫子都能吃,肯定没农药,其实很有可能是虫子吃了,但已经死了,所以这些说法都不正确,还是亲手把它洗干净最重要。

⊙ 还有什么蔬菜农药使用比较少呢?

专家:生长周期短的蔬菜农药使用比较少,因为它长得很快,像有些地瓜叶,十天五天就长成一片了,虫子根本来不及吃,还有像空心菜等。

这些方法并不能洗掉农药

⊙ 平时洗菜的时候延长浸泡时间会不会减少农药?

专家:泡只是为了让脏的东西或者农药松动,一般15分钟就够了,时间长了会使维生素流失。清洗农药还必须用活水冲刷。有些人以为长时间浸泡会越泡越干净,其实是没用的。

⊙ 我们听说用淘米水洗瓜果蔬菜好,是这样吗?

专家:淘米水表面有些淀粉的粉末,是碱性的,它可以去除油污,但

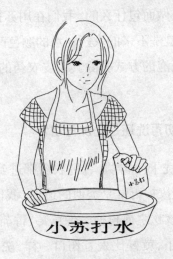

小苏打水

是很难去除农药。

问 那用洗洁精之类的化学清洁剂清洗好不好？

专家：我们一般还是建议用天然的清洗。清洁剂大多都添加了化学物质，会造成洗洁精残留，而清洁剂里的香精、起泡剂之类的化学物质都是对人体有害的。

问 我还听说有用盐水洗的，这种方法有没有效？

专家：大家都知道盐是杀菌的，但杀菌效果好坏要看浓度有多高，当盐的浓度足够高的时候，就会杀死一部分细菌，但农药不会被盐杀死。

怎样洗瓜果蔬菜更好

问 用哪种东西洗菜会洗干净？

专家：小苏打水。农药可能是酸性或碱性的。它黏着在物体表皮之后就不太容易洗下来，但如果加了小苏打粉，会产生一个酸碱中和，因此就比较容易让原来的农药被水所溶解。小苏打本身就是可以食用的，在家里我们会用它来做面包什么的。我们在用苏打水洗的时候会发现，水会变成黄色，这就是洗下来的农药让水的颜色改变了。所以不削皮的水果可以用小苏打浸泡的方式去除其表皮农药的残留，泡完之后再用清水冲一下。

问 蔬菜应该先切再洗还是先洗再切？

专家：应该先冲洗干净再切，否则农药都进到菜里面去了，这个就和把有些水果上的蒂拔掉再洗是类似的道理。我们洗瓜果蔬菜的时候，切忌先蒂摘掉，而应该吃之前再摘。像草莓、番茄、葡萄这一类水果，摘掉蒂，果肉就跑出来了，就好比人有伤口一样，洗的时候容易让残留的农药渗进去。还有像带皮的蔬果，即使要削皮，也是要洗后再削的，否则容易将残留的农药带到果肉上。

总 结

看了专家告诉我们这么多关于清洗瓜果蔬菜的知识，相信以后你知道该如何清洗瓜果蔬菜了，以前的一些误区也得到了纠正，清洗农药一定要用小苏打水认真清洗，而且要先洗再切，这样你吃的时候就可以放心了。

35

家庭养花，你知道多少

"老板，到底哪种花放房间里比较好啊？我挑了半天挑不出来，这些花看起来都很鲜艳漂亮啊！"小赵奉老婆之命去花店挑花。"卧室的话，我不推荐你放花。其他地方的话，可以放，比如兰花、杜鹃、月季等等。但有些花是不能放在一起的，比如仙人掌和文竹。"小赵一头雾水："啊？养花还有这么多学问，这么多讲究啊……"老板笑着说："花的学问大着呢！"

为什么老板说仙人掌和文竹不能放在一起？卧室里能不能放花？我们还是请专家来解答一下吧。

专家简介

丁平权，浙江省人才开发协会健康促进专业委员会副秘书长，浙江省科普作家协会医学科普作家，主编了科普畅销书《健康革命》。十余年来，一直坚持开展健康理念的宣传讲座，用简单易懂的语言向人们传授健康知识。

为什么仙人掌和文竹不适合种植在一起

问 我本来想在家里放仙人掌和文竹，但是有人告诉我说这两种植物不能种植在一起，是真的吗？

专家：是的。花也是分阴、阳的，阴性的花和阳性的花就不适合种植在一起。像仙人掌和文竹，仙人掌是喜阳的，本身比较干燥，要少浇水，但是文竹要放在阴处,还要多浇水,所以两者放在一起不合适。其他的,像石榴和月季,都是阳性植物;兰花和杜鹃,则是阴性花草;菊花和茶花,茶花是偏中性的,菊花是阳性的,均适合放在一起。

卧室里能不能放花

问 春季来了,我们都会在家里摆放一些色彩鲜艳的花卉,那卧室里是不是也可以放花?

专家:我个人认为,总体来讲,卧室里最好少放花或者不放花。如果要放的话可以放文竹,也可以放一些仙人掌。但仙人掌有刺,所以一定要放在比较安全的地方。文竹是喜阴的,可以放在卧室里。兰花也是喜阴的,但不适宜放在卧室里,因为兰花喜欢潮湿,而如果盆子比较潮湿的话,便会滋养很多细菌,再者,兰花开花的时候,香味其实是有毒的。

问 我想知道,还有没有其他花也不适合放在卧室里?

专家:水仙花很香,但是水仙花的香味是有毒性的,故不能放在卧室里;月季的香气会使人胸闷和呼吸困难,有呼吸道疾病的人不要在室内摆放;万年青有毒,其汁液会对人的皮肤产生强烈刺激,小孩误食后会引起咽喉水肿或更严重的反应;含羞草含有一种生物碱,过多接触会使人的毛发脱落,眉毛稀疏;杜鹃花朵有毒,误食后会导致休克;丁香、夜来香在夜间能散发出刺激嗅觉的微粒,对高血压和心脏病患者有不利影响;夹竹桃的花香能使人昏睡、智力降低;洋绣球散发的微粒会使人皮肤过敏,发生瘙痒;郁金香的花朵含有毒碱,过多接触易使人毛发脱落;松柏类花木散发出的油香会影响人的食欲;紫荆花的花粉可能会使一些哮喘病人病情加重;马蹄莲叶子中含有天门冬素等有毒物质,与皮肤接触后会引起皮炎、瘙痒等症状。我们平时常买的百合花,香气太浓,并且其香味也是有毒的。

问 啊!?我还经常买一些百合花回去插花呢。为什么百合花也有毒?

专家:花草的毒性是普遍的,如果真的喜欢,可以少买一点,但是尽量不要去闻。

问 那就没有其他花适合放卧室了吗?

专家:适合放在卧室里的花,除了仙人掌和文竹,还有吊兰、芦荟、虎尾兰、龟背竹等。

花朵沐浴真的有美白养颜功效吗

问 很多女孩子都会在洗澡的时候在浴缸里撒一些玫瑰花瓣啊什么的,据说可以美白肌肤,对吗?

专家:如果说这样能美白肌肤,那绝对是个误识。用玫瑰花瓣等一些花瓣来泡澡,最主要是可以散发出花的香气,让人感觉很舒服,但很难起到美白的效果。不过据传桃花有减肥的功效,杨贵妃就是用桃花水来保持身体不至于过胖的。

问 小孩子适合泡花瓣澡吗?

专家:不适合,因为小孩子的皮肤比较娇嫩。

花能养生吗

问 据说花除了观赏以外,还可以用来养生?

专家:花草的养生,不仅指喝花茶,在中国的历史上已经有很久远的历史了。比如乾隆皇帝,他就用菊花养生,因为菊花可以清热、解毒、

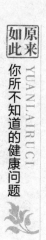
明目。像乾隆皇帝这样的一国之君，国事繁重，用菊花养生是非常好的。再比如中国历史上唯一的女皇帝武则天，以及深受唐玄宗宠爱的贵妃杨玉环，就经常用花朵沐浴，食用花草。

另外，用鲜花加工食品，不仅健身还能美容。据专家介绍，鲜花食品含有氨基酸、铁、锌、碘、硒等 10 多种微量元素，14 种维生素，80 余种活性蛋白酶、核酸、黄酮类化合物等活性物质。但是我们不建议大家直接饮用或者食用鲜花，因为花朵不经过处理，里面会有灰尘、昆虫的粪便，故应该处理后再使用。

问 哪些花有养生功效呢？

专家：菊花最主要的作用是清凉。三七花最主要有降血脂和降血压的作用。三七有很好的活血化淤的作用，所以它的花也有类似的作用。金银花清凉解毒，长痘痘的人可以适当吃些。红花真正的作用是活血养血。

喝花茶养生要注意什么

问 我听说春季最好喝花茶，是不是？

专家：是的。因为花泡了之后有香气，这种香气有散郁结的功效。花的清香能把一个冬天郁结在脏腑里的浊物散开。

问 是不是每个人都可以喝花茶？

专家：不是的。不同的花茶适合不同的人群，也分阴阳的。像月季花、红花茶，有活血的作用，怀孕的妇女就不能喝。而海棠花、野菊花比较凉寒，脾胃虚寒的人也不宜饮用。有一些人痛经，就可以喝点玫瑰花茶，里面再放点生姜、红糖，有很好的止痛通经的作用。

问 花茶能不能和其他茶叶泡在一起？

专家:最好不要。像玫瑰花茶,就不能跟普通的茶叶放在一起,因为绿茶、红茶都含有鞣酸,茶叶中的鞣酸会间接影响玫瑰花疏肝解淤的作用。另外喝茶的器皿也很重要。花茶最适宜用透明精致的玻璃壶和玻璃小杯,用沸水冲泡,且宜现泡现饮。

问 很多杭州人喜欢在桂花开的时候,直接把桂花摘下来泡茶,这样好不好?

专家:不好。我们不建议大家直接饮用新鲜的花朵茶。

总 结

养花是门学问,并不是所有的花草都能种植、摆放在一起,有句话叫做"人以群分、物以类聚",养花也一样。有很多鲜花有毒,是绝对不能放在房间里的。平时多了解一些花草知识,对观赏、养生都有好处。

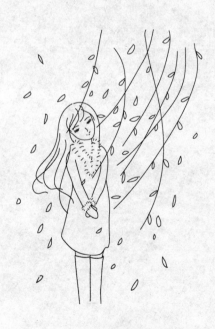